Mohit Takkar
Pardeep Mahajan
Gagandeep Singh

Gestão dos tecidos gengivais e técnicas de moldagem

Mohit Takkar
Pardeep Mahajan
Gagandeep Singh

Gestão dos tecidos gengivais e técnicas de moldagem

ScienciaScripts

Imprint

Any brand names and product names mentioned in this book are subject to trademark, brand or patent protection and are trademarks or registered trademarks of their respective holders. The use of brand names, product names, common names, trade names, product descriptions etc. even without a particular marking in this work is in no way to be construed to mean that such names may be regarded as unrestricted in respect of trademark and brand protection legislation and could thus be used by anyone.

Cover image: www.ingimage.com

This book is a translation from the original published under ISBN 978-620-7-46277-3.

Publisher:
Sciencia Scripts
is a trademark of
Dodo Books Indian Ocean Ltd. and OmniScriptum S.R.L publishing group

120 High Road, East Finchley, London, N2 9ED, United Kingdom
Str. Armeneasca 28/1, office 1, Chisinau MD-2012, Republic of Moldova, Europe
Printed at: see last page
ISBN: 978-620-7-71796-5

Conteúdo

Introdução 2
CAPÍTULO 1 4
CAPÍTULO 2 19
CAPÍTULO 3 22
CAPÍTULO 4 24
CAPÍTULO 5 34
CAPÍTULO 6 47
CAPÍTULO 7 54
CAPÍTULO 8 66
CAPÍTULO 9 70
CAPÍTULO 10 80
CAPÍTULO 11 85
Conclusão 86
Bibliografia 87

Introdução

A gestão dos tecidos gengivais envolve a manutenção da saúde dos tecidos moles durante os procedimentos de preparação, moldagem e provisionalização.

Mas antes de falarmos sobre a forma como gerimos os tecidos moles e fazemos a moldagem com diferentes materiais e técnicas, devemos ter uma ideia básica sobre a gengiva, os seus componentes, o GCF (fluido crevicular gengival) e também sobre a moldagem, o seu objetivo e as técnicas.

O que é a gengiva?

A parte da mucosa oral que cobre os processos alveolares dos maxilares e rodeia o colo dos dentes. (**Carranza 10th edition**)

O que é o fluido crevicular gengival?

O fluido crevicular gengival (GCF) é definido como um fluido biológico específico com origem no soro encontrado no microambiente periodontal e pode ser colhido do sulco gengival de dentes naturais. (**Carranza 10th edition**)

O FGC é um exsudado semelhante ao soro que banha o sulco gengival e segue um gradiente osmótico nos tecidos locais.[1] (**Per Axelsson, 2002**)

O que é a impressão dentária?

Uma semelhança negativa ou cópia em reverso da superfície de um objeto; uma impressão dos dentes e estruturas adjacentes para utilização em medicina dentária (**GPT-8**).

O aspeto mais desafiante na medicina dentária clínica é o fabrico de uma restauração em harmonia com a gengiva.[2]

A gestão dos tecidos inclui a colocação dos tecidos gengivais longe das margens do preparo para que possam ser impressionados, combinada com o fornecimento de hemostase quando os tecidos gengivais são susceptíveis de sangrar.

Para a retração dos tecidos moles foram utilizados vários métodos, sendo a técnica quimio-mecânica provavelmente a mais utilizada, mas tem algumas limitações, como o consumo de tempo, a dor, a necessidade de anestesia local, a lesão do tecido epitelial e a recessão gengival.

Para ultrapassar estas limitações, foram introduzidos vários sistemas de retração mais recentes, que serão explicados nesta dissertação sobre a biblioteca.[3]

Por outro lado, a transferência exacta da geometria dos tecidos duros do paciente para o molde de trabalho através da impressão é crucial para obter uma restauração com um ajuste marginal preciso.

A técnica indireta para o fabrico de inlays, onlays, coroas e próteses parciais fixas tem sido uma bênção para a prática dentária. Não é possível nem desejável fazer moldes para próteses parciais fixas diretamente na boca. Por conseguinte, é necessário obter um molde ou modelo dos tecidos, que deve ser uma réplica exacta do dente preparado na boca.

Para um dentista, é muito importante selecionar uma técnica de moldagem adequada utilizando materiais apropriados para obter um modelo tão exato quanto possível. Por conseguinte, é importante conhecer as propriedades dos vários materiais de moldagem e o seu efeito quando utilizados com diferentes técnicas de moldagem. Isto ajudará a selecionar uma técnica que proporcione o máximo de benefícios dentro dos materiais e técnicas disponíveis.

Existem várias técnicas de moldagem desenvolvidas para produzir duplicados tão exactos quanto possível. A exatidão de uma impressão depende dos materiais utilizados para a realização da impressão, bem como das técnicas. Cada técnica tem as suas próprias vantagens e inconvenientes.

Estão a ser realizados muitos estudos para desenvolver técnicas mais precisas com várias combinações de materiais. Mas a técnica que dá 100% de exatidão ainda não foi desenvolvida.[4]

A qualidade da impressão é, no entanto, diretamente influenciada por parâmetros clínicos como, por exemplo, a localização da linha de chegada, a saúde periodontal e a hemorragia do sulco durante a impressão. Especialmente nos casos em que a linha de chegada está localizada subgengivalmente, considera-se obrigatória uma retração dos tecidos antes da moldagem, de modo a expor claramente as superfícies preparadas do dente.[5]

No entanto, em todos estes procedimentos, o primeiro e mais importante aspeto é o isolamento do campo operatório, que inclui o controlo da humidade, a retração e a segurança do doente.

Vários sistemas de retração de tecidos moles e técnicas de moldagem mais recentes e a sua aplicação clínica foram explicados nesta dissertação da biblioteca com base nas suas vantagens, desvantagens e precisão, etc.

O controlo total do ambiente do local operatório é essencial durante os procedimentos dentários de restauração.

CAPÍTULO 1

Controlo de fluidos

Como é feito o controlo da humidade
Importante?

O objetivo é manter um ambiente intra-oral que mantenha o campo operatório livre de excesso de água, saliva, sangue, fragmentos de dentes e materiais dentários em excesso. Depende dos vários factores mencionados abaixo:

i. Factores relacionados com o doente

Excluir o fluido sulcular, a saliva e a hemorragia gengival do campo operatório e impedir a aspiração de detritos, de pulverização de peças de mão e de qualquer outro objeto.

* Proporciona conforto.
* Protege contra a deglutição ou aspiração de corpos estranhos - isto significa que o isolamento impede a aspiração de qualquer instrumento, detritos, etc.[6]

ii. Tarefa/técnica que está a ser executada

A contaminação salivar pode ter efeitos adversos na longevidade da restauração e pode levar à sensibilidade, descoloração do dente e, finalmente, à perda da restauração.

* Os materiais dentários são sensíveis à humidade - a contaminação dos materiais de restauração durante os primeiros minutos com fluidos orais resulta na formação de uma ligação mais fraca na junção do dente com o material de restauração, levando finalmente à perda dessa restauração.
* a adesão e as propriedades físicas dependem de um campo seco.

iii. Factores relacionados com o operador

Os procedimentos de restauração são efectuados com resultados superiores quando o campo de operação está claramente visível e completamente seco. Um operador pode trabalhar de forma mais eficiente e as propriedades dos materiais de restauração são melhoradas se forem colocados num campo seco.

* Controlo da infeção para minimizar a produção de aerossóis
* Maior acessibilidade ao local da operação
* Melhora a visibilidade do campo de trabalho
* Menos embaciamento do espelho dentário.
* Evita a contaminação.[7]

ISOLAMENTO DO CAMPO DE ACÇÃO

Os procedimentos de restauração e endodontia requerem um isolamento adequado do campo operatório para obter os melhores resultados através do controlo da humidade e da retração dos tecidos moles.

Vários métodos utilizados em medicina dentária para isolar o campo operatório

I. MÉTODOS DIRECTOS

a. Isolamento do dique de borracha

* A barragem de borracha é introduzida em **1864**, na cidade de Nova Iorque, pelo **Dr. Sanford C. Barnum**
* Assegura uma secura adequada dos dentes

- Isolamento de um ou mais dentes do ambiente oral.[8]

b. Rolos de algodão e bolachas de celulose

Os absorventes, como os rolos de algodão, também podem proporcionar isolamento.

Os absorventes são alternativas de isolamento quando a aplicação do dique de borracha é impraticável ou impossível. Podem ser utilizadas bolachas de celulose para retrair a bochecha e proporcionar uma absorção adicional.

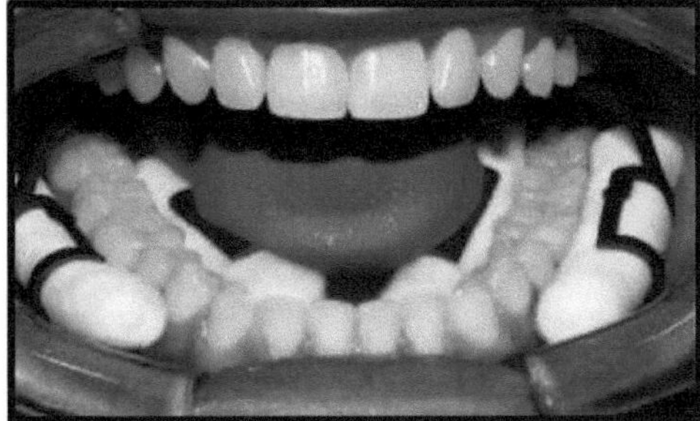

Fig- 2.1 Isolamento do rolo de algodão

c. Peças de gaze e protecções para a garganta

Fornecido em peças de 2 x 2° ou maiores

- Função idêntica à dos rolos de algodão
- Geralmente utilizados para isolar áreas maiores e podem ser utilizados como divisórias de garganta
- São mais bem tolerados pelos tecidos delicados, são mais aceitáveis e têm menos hipóteses de aderir aos tecidos secos.

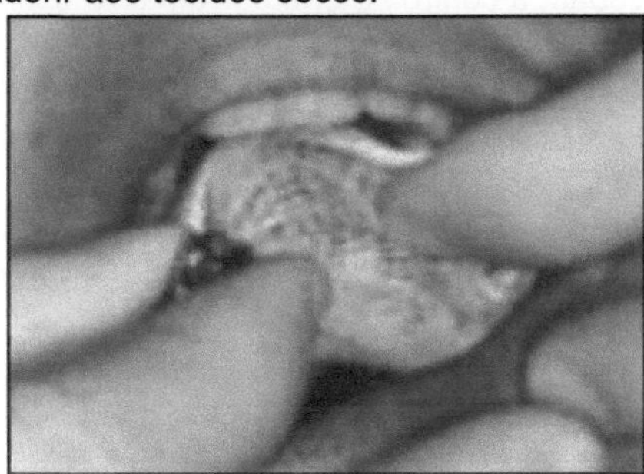

Fig- 2.2 Proteção da garganta

d. Ejectores de saliva

- Ejetor de saliva e equipamento de evacuação de grande volume
- O ejetor de saliva evita a acumulação de saliva no pavimento da boca
- O equipamento de evacuação de grande volume remove os detritos sólidos juntamente com
água.[9]

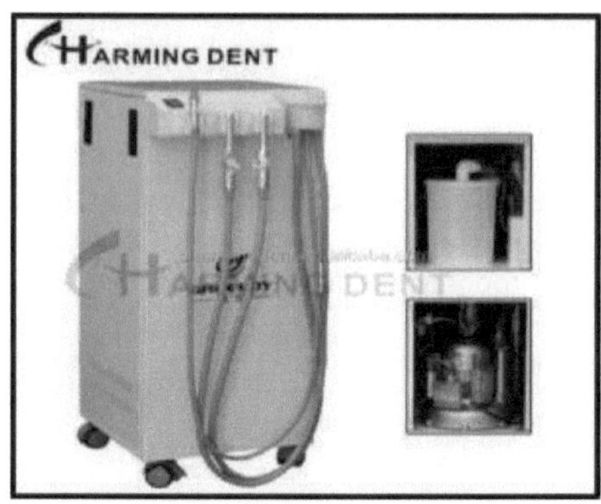

Fig- 2.3 Ejetor de saliva

e. Cordão de retração gengival

No tratamento dentário, é muitas vezes necessário retrair os tecidos gengivais de um dente para preparar o paciente para tirar impressões, colocar coroas ou efetuar restaurações. Normalmente, as retracções são feitas utilizando cordões de retração gengival fabricados em algodão e impregnados com preparações terapêuticas.

Foram defendidos cordões de diferentes tipos para colocação no sulco gengival.

As cordas estão disponíveis em diferentes espessuras e configurações. Nesta técnica, é utilizado um instrumento de ponta romba para embalar suavemente o fio ou a corda na fenda.[10]

II. MÉTODOS INDIRECTOS

Anestesia local - Auxilia no isolamento, reduzindo o fluxo sanguíneo, pois possuem vasoconstritor, assim ajudam a controlar a hemorragia no local da cirurgia.

Drogas -

• Anti-sialogogos - Estes fármacos reduzem as secreções salivares actuando reversivelmente nos receptores acetilcolinemuscarínicos (ex.: Atropina, glicopirrolato) .

• Anti-ansiolíticos - Diazepam 5-10mg ou barbitúricos 24 horas antes da consulta são utilizados e são bastante úteis em doentes apreensivos, reduzindo a ansiedade pré-tratamento.[11]

ISOLAMENTO DE DIQUES DE BORRACHA[12]

• A barragem de borracha é introduzida em 1864, na cidade de Nova Iorque, pelo Dr. Sanford C. Barnum

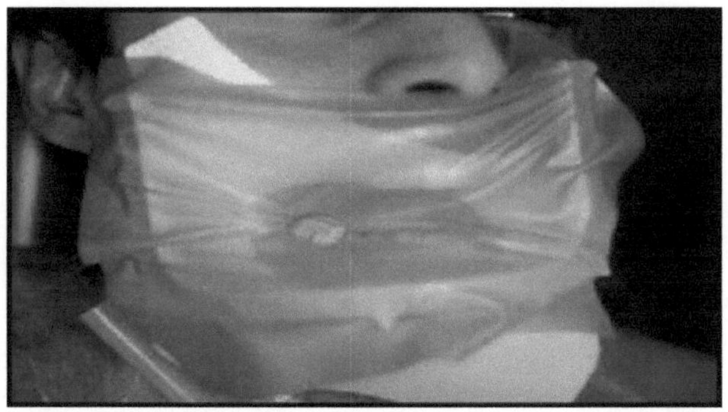

Fig - 2.4 Barragem de borracha

Atualmente, é o melhor método para isolar os dentes do ambiente oral e para evitar a migração de fluidos ou objectos estranhos para dentro ou para fora do campo operatório.

Proporcionar um campo de ação seco, visível e limpo.

Vantagens e desvantagens da utilização de diques de borracha para isolamento -

VANTAGENS

Um campo operacional seco e limpo

Melhoria do acesso e da visibilidade

Otimização das propriedades dos materiais dentários

Proteção do doente e do operador

Aumento da eficiência operacional e da produtividade

DESVANTAGENS

Consumo de tempo

Objeção do doente

Indicações e contra-indicações da utilização do dique de borracha para isolamento

INDICAÇÕES

- Todos os procedimentos operatórios
- Branqueamento
- Procedimentos endodônticos
- Capeamento da polpa/ Lesões cariosas profundas
- Restaurações em compósito
- Restaurações de ouro coesivas

CONTRA-INDICAÇÕES

- Dentes extremamente mal posicionados
- Doentes asmáticos e respiradores bucais
- Terceiros molares
- Dentes incompletamente erupcionados
- Alergia ao látex (utilizar materiais de barragem sem látex)

ARMAMENTARIUM[13]

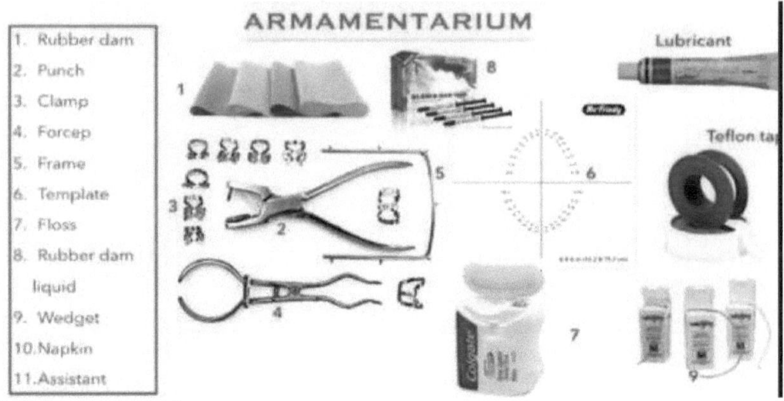

Fig. 2.5 Armamentarium

A. Lençóis de borracha para diques

As folhas feitas de borracha natural, disponíveis como material para diques com e sem látex, deterioram-se com o tempo.

TAMANHO Disponível em folhas de 5x5 ou 6x6 polegadas

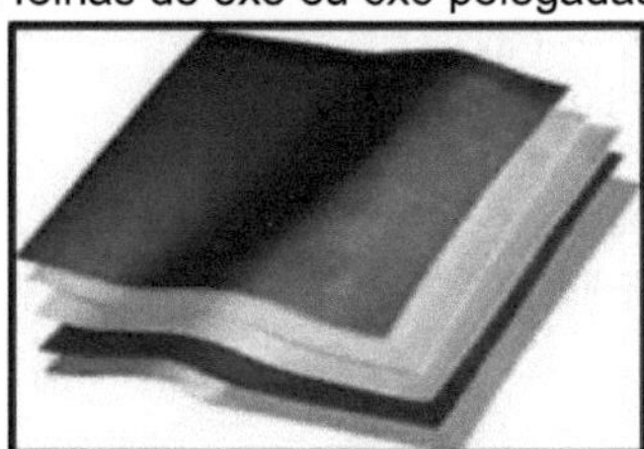

Fig. 2.6 Lençol de borracha para diques

ESPESSURA As espessuras ou pesos disponíveis são

- FINA (0,15 mm)
- MÉDIO (0,20 mm)
- PESADO (0,25 mm)
- EXTRA PESADO (0,30 mm)

A folha do dique de borracha tem um lado baço e um lado brilhante e o lado baço é geralmente colocado virado para o lado oclusal dos dentes isolados (na direção do médico).

B. Grampos de borracha do dique (retentor)

- É utilizado para fixar o dique e para retrair o tecido gengival.
- Fabricado em aço inoxidável e também disponível em forma não metálica, em plástico policarbonato.
- Tem quatro dentes e duas maxilas ligadas por um arco.

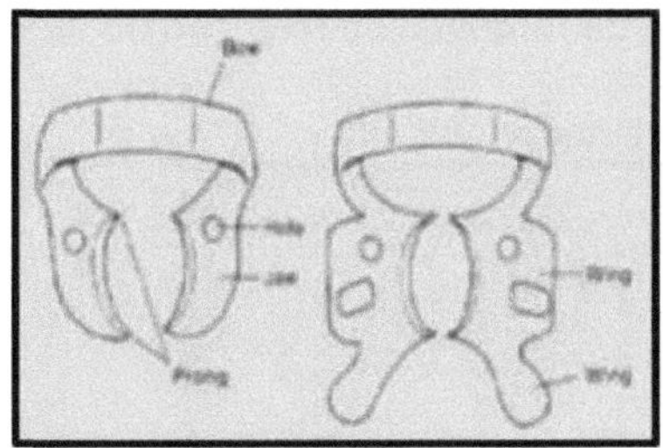

Fig. 2.7 Braçadeiras do dique de borracha

Quando o retentor corretamente selecionado é posicionado num dente, deve entrar em contacto com o dente nos seus quatro ângulos de linha, o que evita o balanço ou a inclinação do retentor (evita lesões no tecido gengival e no dente).

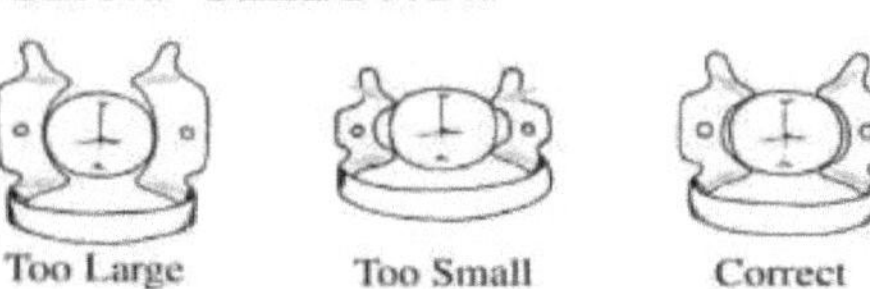

Fig 2.8 Seleção do grampo do dique de borracha

De acordo com o código de cores e a sua utilização -

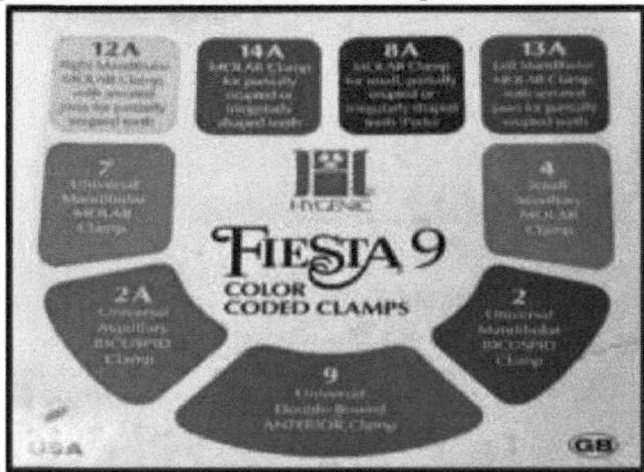

Fig. 2.9 Abraçadeiras Fiesta com código de cores

C. Pinça de borracha para retenção de diques

A pinça de retenção do dique de borracha é utilizada para colocar e remover o retentor do dente.

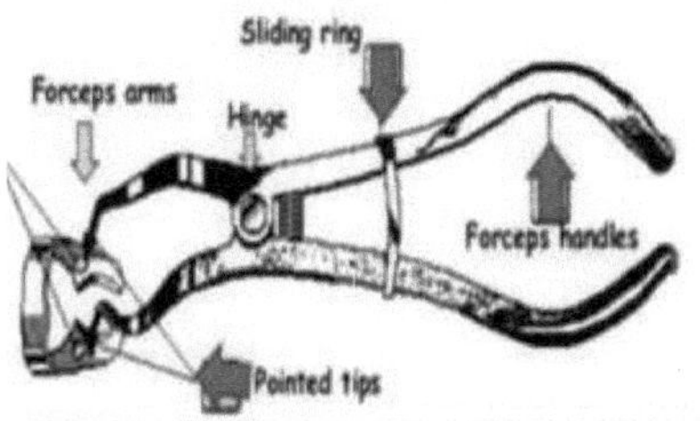

Fig. 2.10 Peças da forquilha de retenção do dique de borracha

3 modelos amplamente utilizados são -

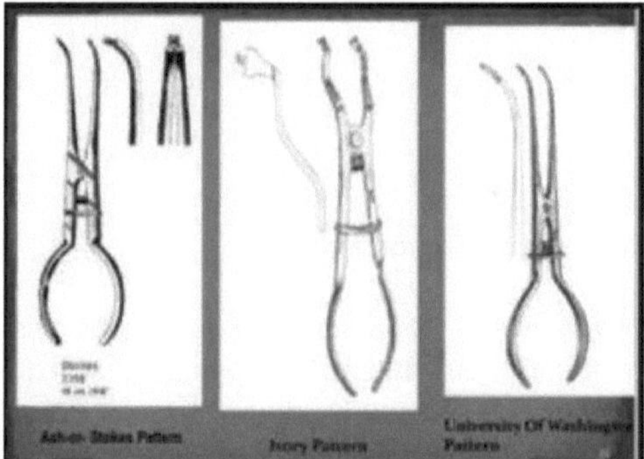

Fig. 2.11 Desenhos de forquilhas de retenção do dique de borracha

D. Suporte do dique de borracha (Estrutura)

Segura as bordas das folhas do dique de borracha, evitando que caiam na boca do paciente.

* De plástico ou de metal
* Armação metálica de Young
* Moldura de Fernauld

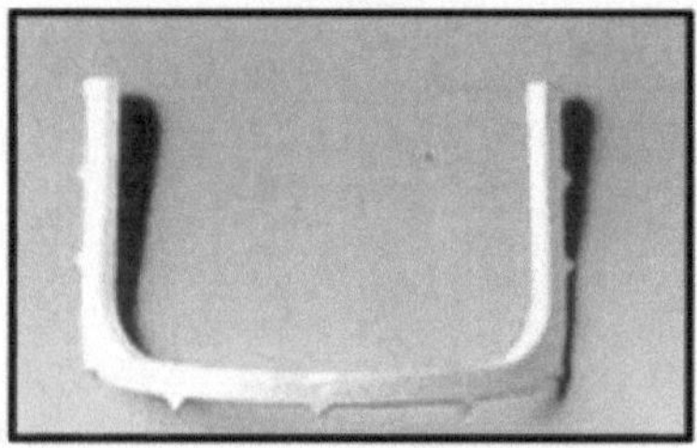 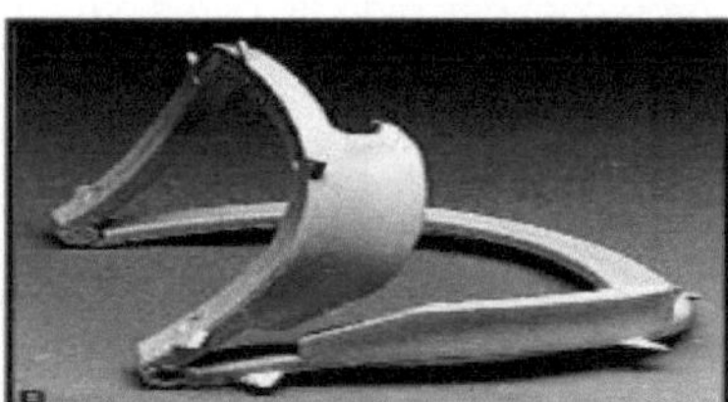

Fig. 2.12 Armação higiénica Fig. 2.13 Armação de poupança

Armação de plástico Armação higiénica ((Dobradiça no meio, dobrável e curvada para se adaptar ao rosto).

* Moldura Starlite
* Moldura de poupança

E. Perfurador de borracha

O perfurador para diques de borracha é um instrumento de precisão utilizado para cortar orifícios na folha do dique de borracha, com um disco de metal rotativo (mesa de corte) com orifícios de diferentes tamanhos.

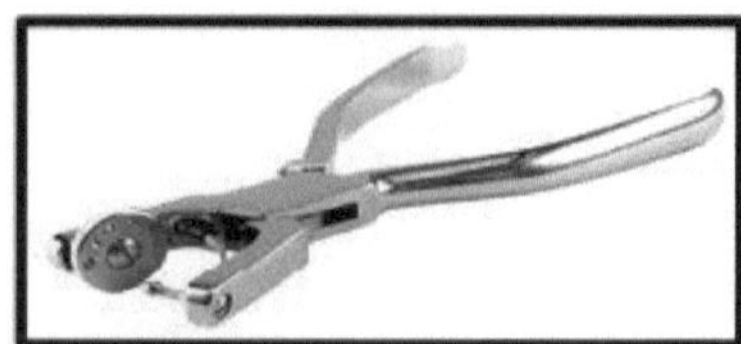

Fig. 2.14 Punção do dique de borracha

F. Modelo de dique de borracha

Carimbo ou modelo de dique de borracha utilizado para marcar a posição do orifício de acordo com o dente, que imprime no dique de borracha as formas da arcada primária e permanente.

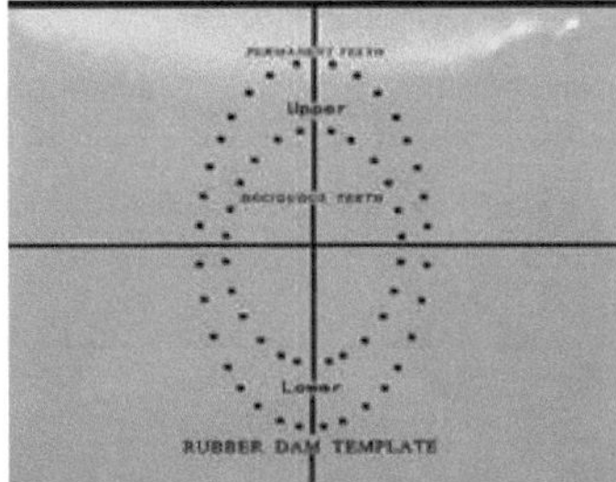

Fig. 2.15 Modelo de dique de borracha

G. Fio dentário - Necessário para -

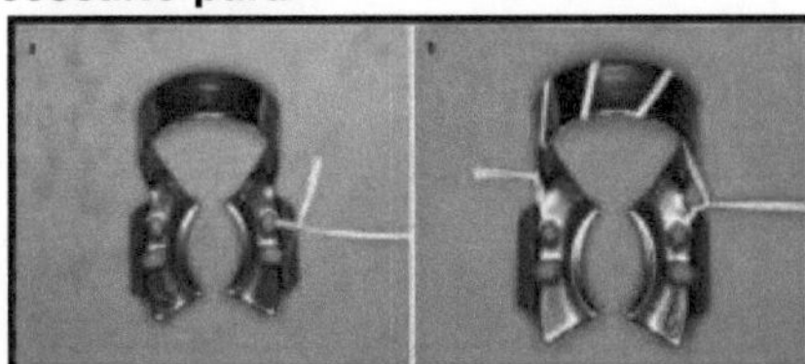

Fig. 2.16 Fio dental

* Teste e lubrificação dos contactos proximais.
* Inverter o dique interproximalmente no sulco gengival para completar o selamento à volta do dente.

H. Guardanapo

O guardanapo do dique de borracha é colocado entre o dique de borracha e a pele do doente

tem as seguintes vantagens

* Melhoria do conforto do doente através da redução do contacto direto do material de borracha com a pele.
* Prevenir reacções alérgicas.

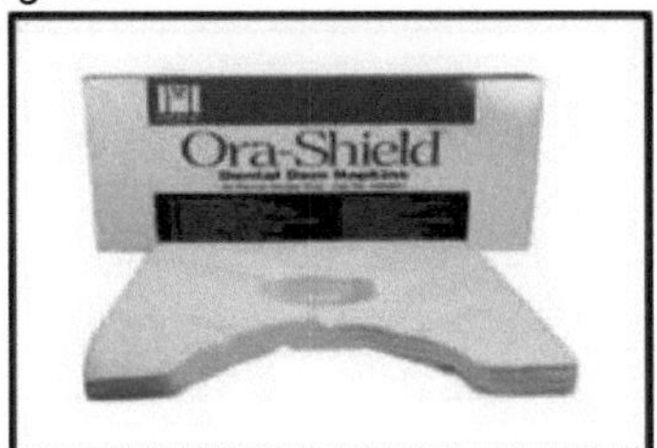

Fig. 2.17 Guardanapo de borracha

* Absorção da saliva que se infiltra nos cantos da boca

I. Lubrificante

Um lubrificante solúvel em água aplicado na área dos orifícios perfurados facilita a passagem dos septos da barragem através das áreas de contacto proximais dos dentes a isolar.

A manteiga de cacau ou a vaselina devem ser evitadas com o dique de borracha, uma vez que são difíceis de remover após a aplicação e podem impedir o processo de colagem, pelo que é preferível um lubrificante solúvel em água.

J. Cunha

Trata-se de um cordão elástico geralmente utilizado para fixar a barragem à volta dos dentes mais afastados do grampo. Nalguns locais é também utilizado como retentor em vez de grampo.

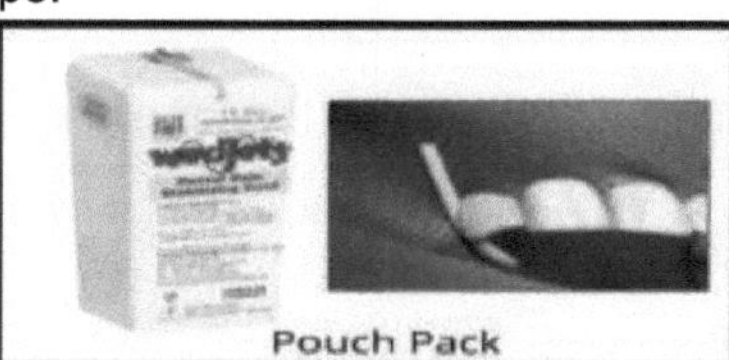

Fig. 2.18 Cunha

ETAPAS DA COLOCAÇÃO DO DIQUE DE BORRACHA[14]
Três métodos de colocação

i. Colocação da braçadeira antes do dique de borracha

ii.   Grampo e dique de borracha juntos

iii.   Colocação da braçadeira antes do dique de borracha

adaptaremos a pinça antes do método do dique de borracha aqui -

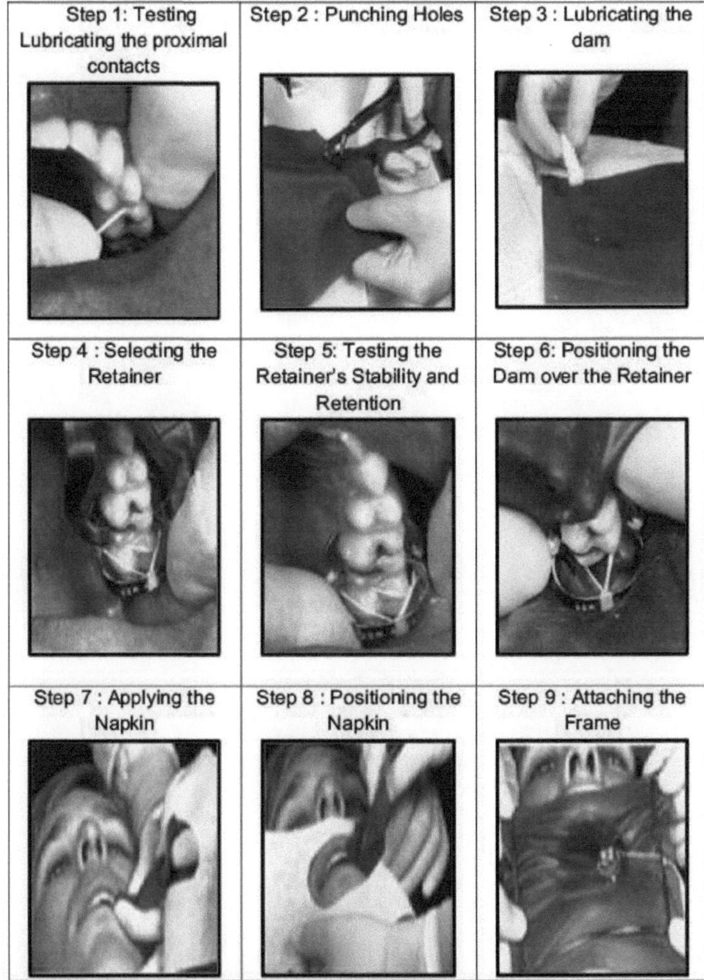

Etapa 1: Teste Lubrificação dos contactos proximais

Etapa 2: Perfuração Etapa 3: Lubrificação da barragem

Etapa 4 : Seleção do retentor

Etapa 5: Testar a estabilidade e a retenção do retentor

Passo 6: Posicionamento da barragem sobre o retentor

Etapa 7 : Aplicar o guardanapo

Etapa 8 : Posicionamento do guardanapo

Etapa 9 : Fixação da moldura

Step 10 : Passing the Dam through the Posterior Contact	Step 11: Applying the Anterior Anchor (if Needed)	Step 12: Passing the Septa through the Contacts without Dental Tape
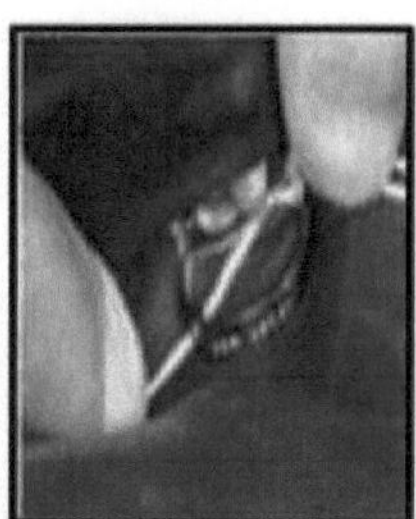	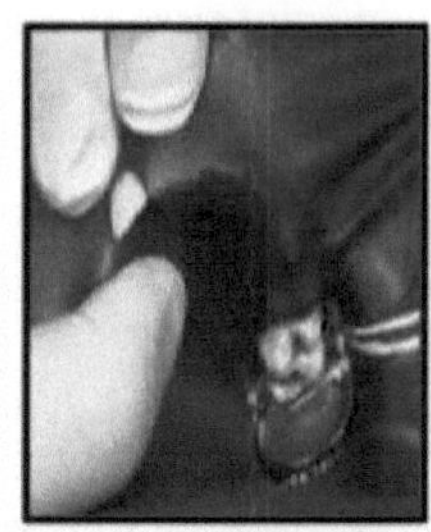	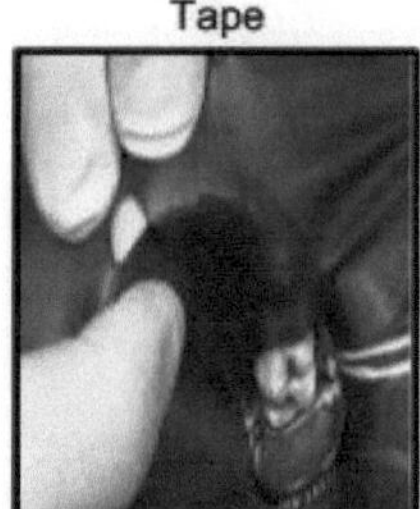
Step 13: Passing the Septa through the Contacts with Dental Tape	Step 14 : Inverting the Dam Interproximally	Step 15 : Inverting the Dam Faciolingually
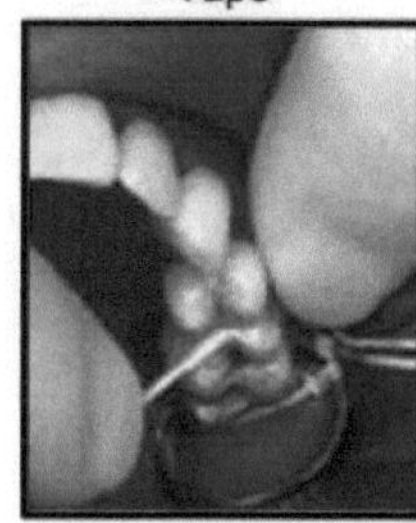	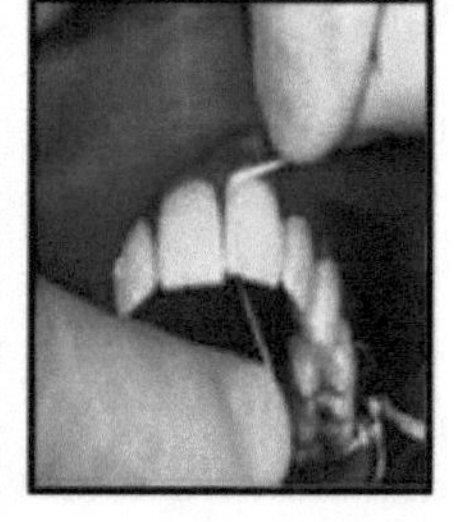	
	Step 16 : Confirming Proper Application of the Rubber Dam	
	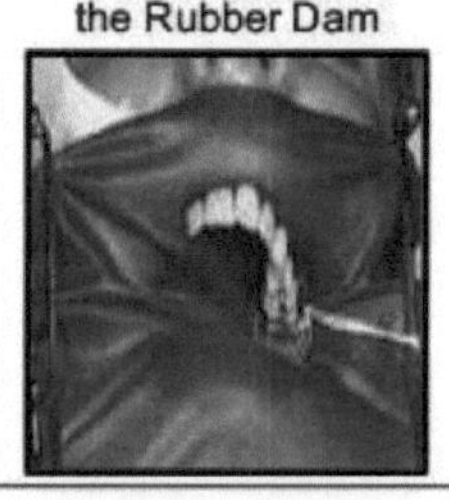	

Etapa 10: Passagem da barragem através do contacto posterior
Etapa 11: Aplicação da âncora anterior (se necessário)
Etapa 12: Passagem do Septa através dos contactos sem fita dentária
Etapa 13: Passar o Septa através dos contactos com fita dentária
Etapa 14 : Inverter a barragem interproximalmente
Etapa 15 : Inverter a barragem Faciolingualmente
Etapa 16 : Confirmar a aplicação correcta do dique de borracha

REMOÇÃO DO DIQUE DE BORRACHA[15]

1. Corte dos septos
2. Remoção do retentor
3. Remoção da barragem

4. Limpar os lábios
5. Enxaguar a boca e massajar os tecidos
6. Examinar a barragem.

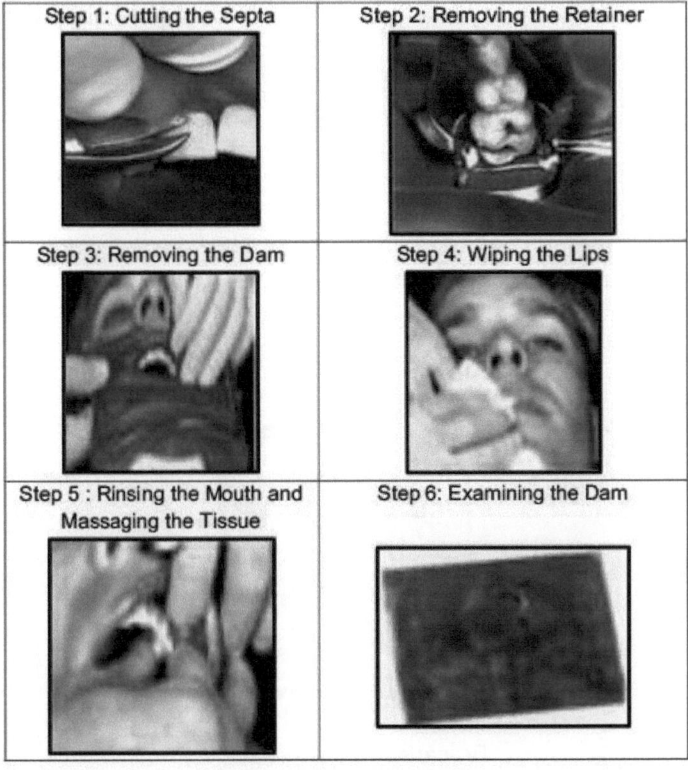

Etapa 1: Cortar os septos Etapa 2: Retirar o retentor
Etapa 3: Remover a barragem Etapa 4: Limpar os lábios
Etapa 5 : Enxaguar a boca e massajar os tecidos
Etapa 6: Exame da barragem

AVANÇOS RECENTES EM BARRAGENS DE BORRACHA[16]

Barragem de chapéu - uma forma de plástico transparente com a forma de um chapéu sem topo, que é cortada e colocada à volta do dente que pode ser fixado.

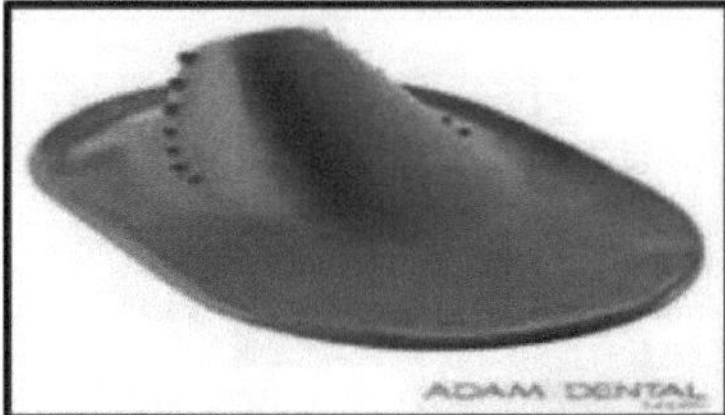

Fig. 2.19 Barragem de Chapéu

A braçadeira metálica de amortecimento - ferrite -N é um material que pode ser pressionado na área de abraçamento, o material é fotopolimerizado, sobre o qual a braçadeira é selada.

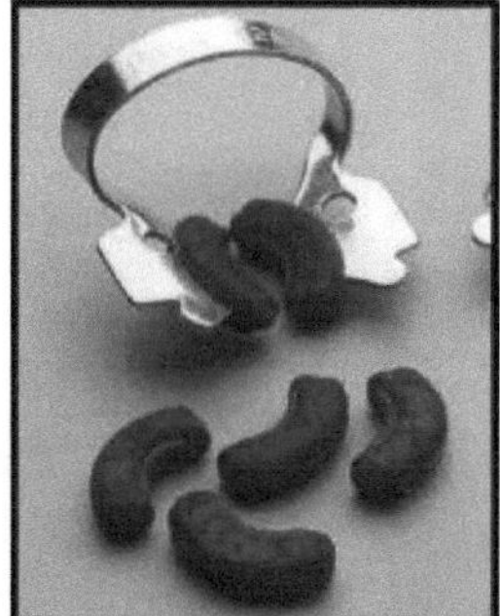

Fig. 2.20 Braçadeira metálica de amortecimento

Braçadeiras de fibra ótica

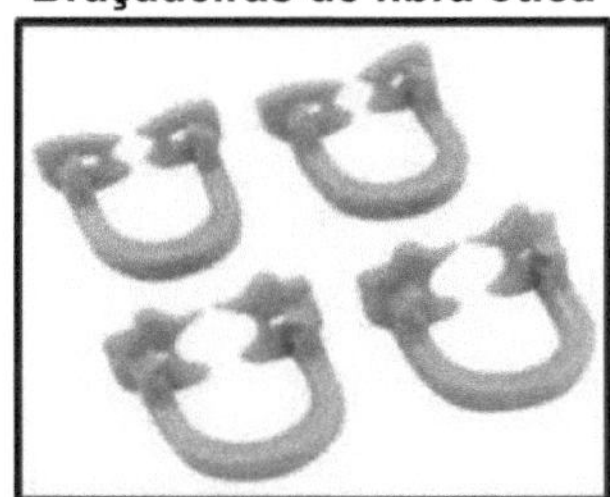

Fig. 2.21 Braçadeiras de fibra ótica

Dique líquido - Um dique líquido é um material fluido e fotopolimerizável que é frequentemente utilizado para isolar dentes e tecidos. Basta colocá-lo como uma resina fluida diretamente onde é necessário e curá-lo. O melhor de tudo é que permanece macio e flexível e é facilmente removido depois de terminado.

Material resinoso aplicado sobre a superfície gengival do dente antes do branqueamento.

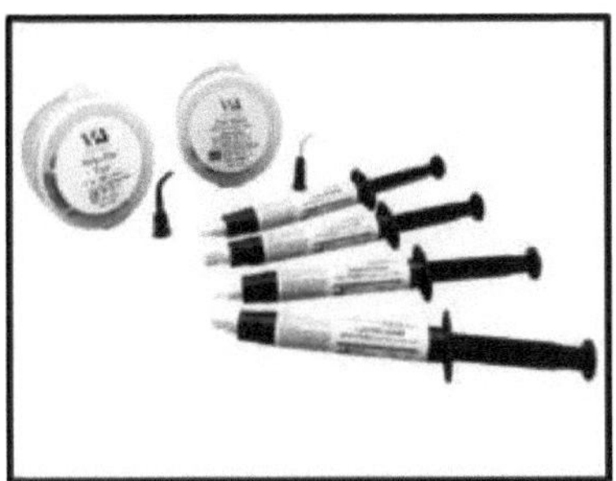

Fig. 2.22 Barragem de líquido

Pinça com extensão de proteção longa - para proteger a bochecha e a língua, bem como o isolamento.

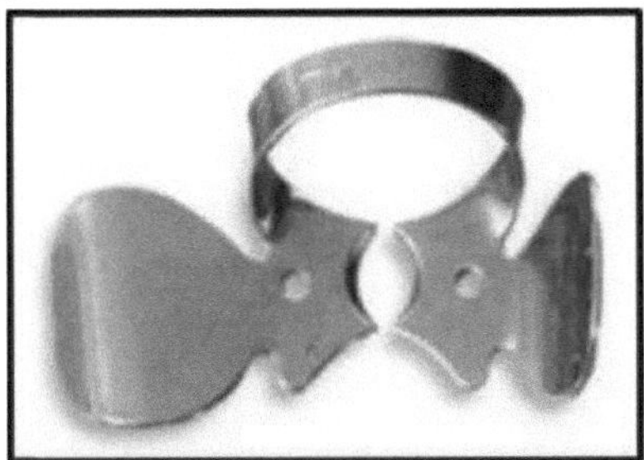

Fig. 2.23 Abraçadeira com extensão de proteção longa

Quadro em T articulado e seguro

Opti Dam - A forma tridimensional do OptiDam e a forma anatómica da estrutura adaptam-se aos contornos da boca. Isto permite um maior acesso e uma melhor visibilidade da zona de trabalho.

Fig. 2.24 Barragem Opti

Optra **dam-** Optra dam representa a próxima geração de diques de borracha, combinando os benefícios de um retractor de lábios e bochechas (Optra Gate), com o isolamento total de um dique de borracha.

INSTA DAM (barragem pré-perfurada montada no quadro)

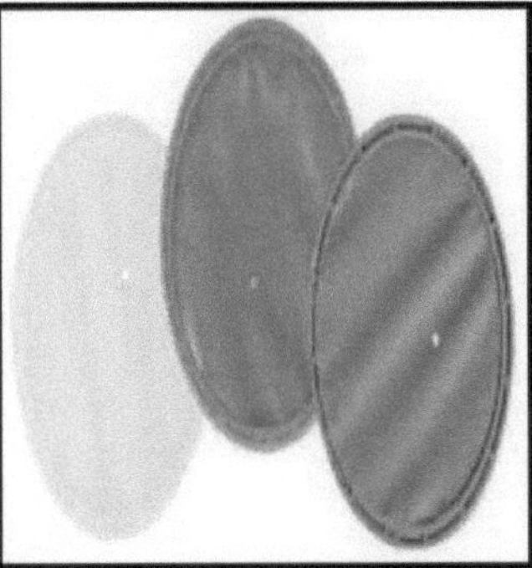

Fig. 2.25 Barragem de Instra

A deslocação gengival é definida como "deslocação da gengiva marginal para longe do dente". É o processo de expor as margens quando se faz uma impressão de dentes preparados. A retração gengival é a deflexão da gengiva marginal para longe de um dente. **(GPT-9)**

O termo deslocamento gengival é um sinónimo dos termos "dilatação gengival" e "retração gengival".[17]

**Finalidade e objetivo
de deslocamento gengival[18]**
O objetivo da retração gengival é refletir a gengiva e produzir um aumento ou dilatação do sulco gengival para que haja espaço suficiente para o volume adequado do material de impressão no aspeto apical sob a linha de acabamento.

A deslocação horizontal de 0,2-0,4 mm da gengiva marginal proporciona espaço suficiente para um volume adequado do material de moldagem no aspeto apical sob a linha de acabamento. A impressão da porção não cortada do dente na direção vertical apicalmente sob a linha de acabamento deve medir pelo menos 0,5 mm se o coto for corretamente aparado. Isto permite um registo exato da preparação do dente, da linha de acabamento e também da superfície não cortada do dente apicalmente à preparação na impressão.

Indicações para o deslocamento gengival[19]
1.   Preparação de dentes que se estende para as áreas sub-gengivais como na preparação de dentes de classe II e classe V.
2.   Para efeitos estéticos, ao colocar a coroa, esta deve ficar 0,5 mm dentro do sulco gengival.
3.   Para efetuar a impressão para obter o contorno do dente abaixo da margem cervical.
4.   Para aumentar a retenção: nos casos em que a altura da parede axial não é suficiente, e a restauração deve ser colocada depois de aumentar o comprimento da coroa.
5.   Crescimento gengival excessivo que impede o procedimento operatório.
6.   Controlar a hemorragia gengival durante o procedimento operatório.
7.   Prevenção do traumatismo dos tecidos gengivais durante os procedimentos operatórios.

Contra-indicações para o deslocamento gengival[19]
1.   Má higiene oral.
2.   Presença de doença gengival.
3.   Recessão gengival.
4.   Perda óssea.

Critérios aceitáveis e pré-requisitos para os procedimentos de deslocação[19]
1.   Deve criar espaço lateral e vertical suficiente entre a linha de acabamento gengival e o tecido gengival para permitir que a linha de acabamento do dente preparado seja registada numa impressão.
2.   Deve proporcionar um controlo absoluto da infiltração de fluidos gengivais e da hemorragia, especialmente quando são utilizadas impressões elastoméricas.
3.   Não deve causar danos irreversíveis significativos nos tecidos moles ou duros.
4.   Não deve produzir qualquer efeito sistémico potencialmente perigoso.
5.   O periodonto deve estar saudável ou em processo de cicatrização.
6.   A crista da gengiva livre deve estar na sua posição normal relativamente à superfície do dente, sem recessão. Isto pode exigir a remoção de qualquer tecido

hiperplásico, se presente.

7. As dimensões da gengiva livre devem ser temporariamente reduzidas para permitir:

- Exposição da terminação gengival do preparo para ajustes finais.
- Para reprodução de pormenores.
- Isto deve ser feito de forma a que a gengiva livre recupere as suas dimensões para o nível normal.

8. O líquido crevicular e a hemorragia devem ser estancados para:

- Manter a visibilidade.
- Manipulação.
- Reprodução correcta dos pormenores.

9. Estes objectivos devem ser alcançados sem destacar a inserção epitelial localizada apicalmente e o ligamento periodontal.

- Não devem causar qualquer dano irreversível ao periodonto gengival.
- Não devem causar qualquer perigo para os tecidos ou órgãos distantes por via oral, para-oral ou sistémica.

10. O tecido deve recuperar num período de tempo razoável.

11. O contorno resultante deve ser previsível.

12. O efeito sistémico geral deve ser mínimo e certamente tolerável para cada doente.

Problemas associados ao deslocamento dos tecidos[20]

1. Gilmore et al. resumiram seis problemas principais associados à deslocação de tecidos:
2. Laceração do tecido durante a preparação do dente.
3. Controlo inadequado da hemorragia.
4. Detritos deixados na preparação porque a área não foi completamente seca.
5. Danos irreversíveis nos tecidos causados pelo contacto prolongado do fio de deslocamento (químico e não químico) com o sulco.
6. Alteração da ligação periodontal quando a preparação do dente foi alargada demasiado para dentro da fenda gengival.
7. Falta de conhecimento e compreensão da utilização de produtos químicos e da reação dos tecidos. É de recordar que, independentemente do método ou da técnica utilizada, podem ocorrer danos irreversíveis nos tecidos se não forem demonstrados os devidos cuidados e preocupações.

Entre a variedade de materiais e metodologias atualmente disponíveis, foram feitas tentativas para classificar estas técnicas por uma questão de conveniência e de melhor compreensão dos procedimentos.

Importância e significado clínico da retração gengival[21]

Deslocação completa do sulco gengival para criar espaço para o material de impressão para registar a linha de chegada, sem causar qualquer dano ao periodonto.

Manter a largura biológica normal (Nevins e Skurow, em 1984, definiram a largura biológica como a soma das fibras supracrestais combinadas, do epitélio juncional e do sulco gengival.

A largura biológica da gengiva seria alterada se houvesse menos de 2 mm entre a margem da restauração e o osso alveolar. O corpo humano tenta reparar essa dimensão de 2 mm reabsorvendo o osso tanto quanto necessário para criar o espaço para a fixação gengival entre a restauração e o osso alveolar.

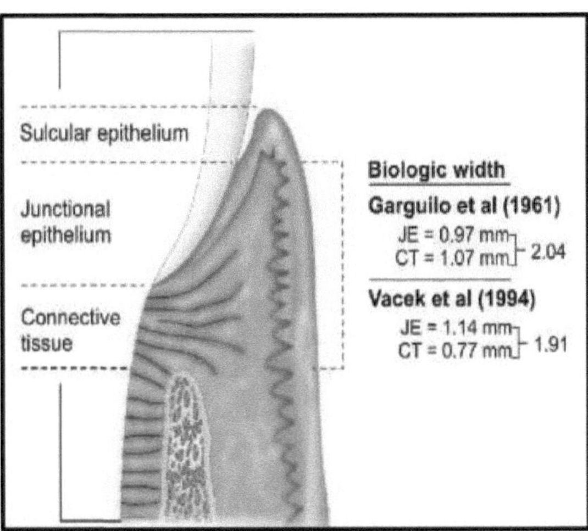

Fig. 3.1 Largura biológica

Foram desenvolvidos vários métodos para alargar temporariamente um sulco gengival. Estes métodos podem ser classificados como métodos mecânicos que envolvem a colocação de um fio no sulco gengival para deslocar fisicamente o tecido; métodos quimio-mecânicos que envolvem o tratamento com um ou mais produtos químicos que podem encolher temporariamente os tecidos e podem também controlar a hemorragia; métodos cirúrgicos que envolvem a excisão cirúrgica dos tecidos gengivais interferentes utilizando uma lâmina de bisturi afiada ou uma faca cirúrgica; método electrocirúrgico que envolve corrente alternada de alta frequência, concentrada em eléctrodos minúsculos para realizar várias acções; curetagem rotativa que utiliza uma broca de diamante para cortar o tecido sulcular interno para criar espaço para o material de impressão; o laser actua provocando a contração dos tecidos.

De acordo com Marzouk:

1. **Meios físico-mecânicos**

i.   Restaurações temporárias como o óxido de zinco eugenol para bolsas periodontais.

ii. Cordas enroladas de algodão ou sintéticas.

iii. Barragem de borracha pesada.

2. **Químico significa** impregnado por:

i.   Cordas

ii. Rolos de algodão estirado

iii. Pellets de algodão

3. **Meios electrocirúrgicos**

Ao utilizar eléctrodos em

a. Corte

b. Coagulação

c. Fulguração

d. Dessecação

4. **Meios cirúrgicos**

Gengivectomia

De acordo com Tylman:

1. **Mecânica**

Este é um dos primeiros métodos utilizados para deslocar fisicamente a gengiva. O tecido é retraído ou deslocado por meios mecânicos.

i.   Faixa de cobre

ii. Dique de borracha

iii. Materiais de impressão elásticos

iv. Cordas de retração

2. **Mecânico-Químico**

Combinando a ação química com o empacotamento por pressão, consegue-se mais facilmente o alargamento do sulco gengival, bem como o controlo dos fluidos que escorrem das paredes do sulco gengival.

3. **Cabos impregnados de produtos químicos**
i. Epinefrina
ii. Cloreto de alumínio
iii. Aluno
iv. Sulfato de alumínio
v. Sulfato férrico
4. **Cirúrgico**
i. Eletrocirurgia
ii. Curetagem rotativa

Com base na natureza do procedimento e na quantidade de perda de tecido, estes métodos podem ser classificados em métodos conservadores ou radicais.

Os métodos conservadores obtêm uma retração gengival adequada através da deslocação mecânica e química dos tecidos gengivais, colocando o fio na fenda.

Os métodos radicais obtiveram uma retração gengival adequada através da remoção efectiva dos tecidos gengivais, no todo ou em parte. O método elétrico de retração gengival é considerado radical, uma vez que resulta numa perda imediata de tecido gengival.[22]

Este método envolve a deslocação física do tecido gengival através da colocação de materiais dentro do sulco gengival.

Métodos mecânicos

Este é um dos primeiros métodos utilizados para assegurar a reprodução adequada da linha de chegada. Este método envolve a deslocação física do tecido gengival através da colocação de materiais dentro do sulco gengival. Os materiais podem ser utilizados isoladamente ou em conjunto com os outros métodos.

Este método consiste em forçar mecanicamente a gengiva para fora da superfície do dente, lateralmente e apicalmente.

Os métodos mecânicos são mais frequentemente indicados em doentes com:

1. Gengiva absolutamente saudável.
2. Bom fornecimento vascular.
3. Zona definida de gengiva anexa apicalmente à gengiva livre a ser deslocada.
4. Dimensão adequada do suporte ósseo sem qualquer reabsorção.

Este método inclui:

i. Dique de borracha.
ii. Faixa ou tubo de cobre.
iii. Cobertura temporária de resina acrílica.
iv. Coroa metálica provisória.
v. Sarjas de algodão impregnadas de óxido de zinco e eugenol.
vi. Cordas de retração (não medicadas).

1. **Barragem de borracha**

A retração gengival foi simplificada pelo desenvolvimento de diques de borracha de grande peso. Estes proporcionam uma deslocação mecânica modesta dos tecidos gengivais.

A retração produzida comprime efetivamente os tecidos. Este método não é apenas um trunfo na preparação do dente, mas também quando a impressão é feita. Um dique de borracha também pode efetuar a exposição da linha de acabamento necessária. A atenção ao tamanho e espaçamento dos orifícios e à seleção do grampo contribui para a capacidade de retração dos tecidos do dique de borracha.

As vantagens da utilização de um dique de borracha são bem conhecidas aquando da realização de procedimentos operatórios e endodônticos. Estas vantagens incluem o seguinte: 1. Isolamento do campo operatório para o manter seco e limpo.

2. Melhoria do acesso e da visibilidade.
3. Propriedades potencialmente melhoradas dos materiais dentários.
4. Proteção do doente e do dentista.
5. Melhoria da eficiência operacional.

A preparação dos dentes para restaurações indirectas é sempre um desafio. Bocas pequenas, línguas grandes, salivação excessiva, lábios e bochechas hiperactivos são alguns dos muitos factores que podem aumentar a dificuldade do procedimento.

A vantagem do dique de borracha reside no controlo da infiltração e da hemorragia e na sua relativa facilidade de aplicação. No entanto, não é viável efetuar uma impressão completa da arcada e o dique de borracha só deve ser utilizado em preparos relativamente simples com extensões subgengivais.

O dique de borracha não deve ser utilizado com materiais de impressão de polivinil siloxano, porque a borracha inibe a sua polimerização.

Geralmente, é utilizado quando um número limitado de dentes num quadrante está a ser restaurado e em situações em que as preparações não têm de ser estendidas muito para baixo da gengiva.[16]

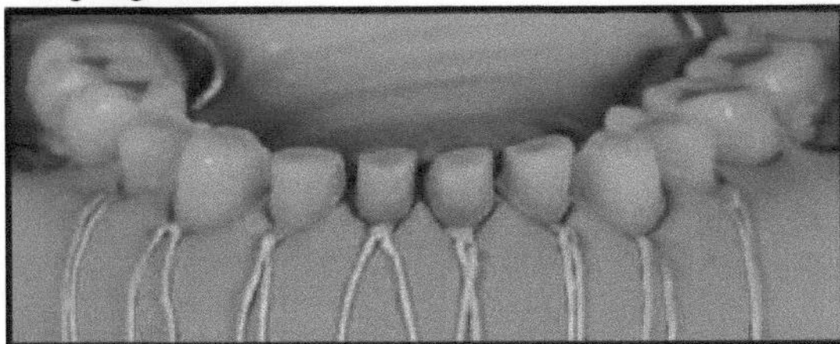

Fig. 5.1 Utilização de dique de borracha para retração gengival

ii. Faixa ou tubo de cobre[40]

Uma banda ou tubo de cobre pode servir como meio de transporte do material de impressão, bem como um mecanismo para deslocar a gengiva para assegurar que a linha de acabamento gengival é capturada na impressão. Uma das extremidades do tubo é festooned, ou aparada para seguir o perfil da linha de acabamento gengival, que por sua vez segue frequentemente os contornos da margem gengival livre.

O tubo é preenchido com um composto de modelação e, em seguida, é colocado no lugar ao longo do trajeto de inserção da preparação do dente".

A utilização de bandas de cobre pode causar lesões incisionais nos tecidos gengivais, mas a recessão após a sua utilização é mínima, variando entre 0,1 mm em adolescentes saudáveis e 0,3 mm numa população clínica geral. Com base na cicatrização da ferida e na recessão gengival, a banda metálica com composto modelador foi melhor do que a cirurgia ou os cordões de retração.

As bandas de cobre são especialmente úteis para situações em que vários dentes foram preparados. A probabilidade de capturar todas as linhas de acabamento numa impressão diminui à medida que o número de dentes preparados aumenta. A utilização da banda de cobre pode evitar a necessidade de refazer uma moldagem da arcada completa apenas para captar uma ou duas preparações.

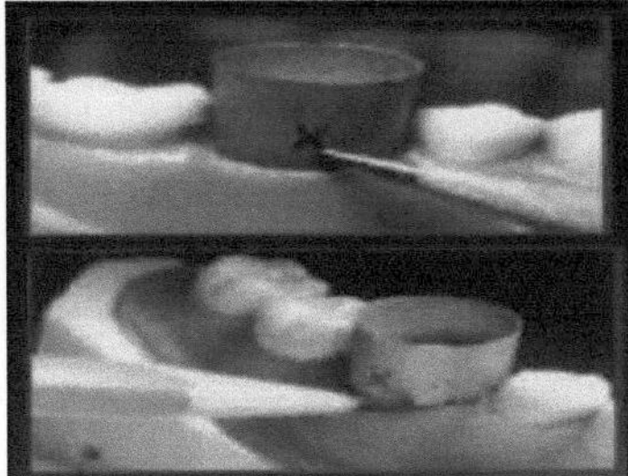

Fig. 5.2 Impressão da banda de cobre

A banda desloca a gengiva livre As bandas de cobre sobredimensionadas são contornadas para a gengiva e restringidas em direção às margens da cavidade quando assentadas suavemente sobre o dente.

Um tampão de resina ou composto é colocado no topo para estabilidade, e o dique é ventilado para a saída do excesso de materiais de impressão elastoméricos. Um laço de fio dentário é enfiado através da abertura para facilitar a remoção da banda depois de o material de impressão ter assentado.

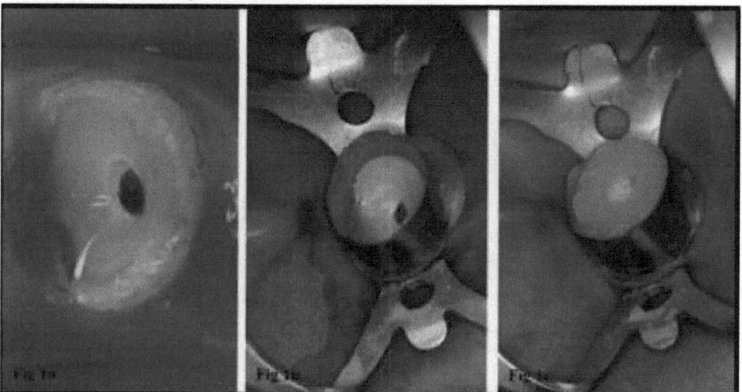

Fig. 5.3 A gengiva é aparada e contornada para dentro para permitir que o elástico ultrapasse a margem do preparo durante a moldagem.

As desvantagens desta técnica incluem o tempo necessário para colocar e adaptar a banda, a dificuldade em remover a banda preenchida com composto modelante dos cortes inferiores e o traumatismo do tecido causado pela própria banda.

Estas técnicas podem utilizar uma base de borracha e outros materiais de impressão elastoméricos com ou em vez de massa de modelar, guta-percha ou resina acrílica autopolimerizada.

A impressão da banda de cobre foi implicada como o principal fator que produz a recessão e pode causar lesões incisionais dos tecidos gengivais.

iii. Revestimento temporário de resina acrílica[40]

A coifa de impressão personalizada serve como um modelo preciso e/ou veículo para inserir o material de impressão no sulco de uma forma rápida e eficiente.

Quando criada, a coifa de moldagem personalizada comprime o material de moldagem de forma rápida, uniforme, precisa e eficiente muito para além da margem do dente preparado e, coincidentemente, provoca a retração da gengiva, bem como a saída de fluidos como sangue, saliva, fluido crevicular e detritos do sulco.

O desenvolvimento de muitos tipos de resinas acrílicas tornou desnecessária a utilização de cordões quimicamente impregnados. Esta retração de tecido sem fio, que é aplicável apenas a material de impressão à base de polissulfureto e borracha de silicone, pode ser dividida em quatro procedimentos:

1. Revestimento de uma impressão primária.
2. Colocação de contas num tabuleiro de resina acrílica de cura a frio.
3. Correção de uma impressão final inaceitável.
4. Causar uma impressão final no tabuleiro.

Foi descrita uma técnica na qual é construída uma coifa temporária de resina acrílica. O interior é aliviado em cerca de 1 mm e é aplicado adesivo.

A restauração provisória é preenchida com um material de moldagem elastomérico e novamente assente. A pressão é exercida sobre uma coifa de impressão personalizada (com ou sem vibração) com o dedo ou fazendo com que o paciente morda um rolo de algodão ou outro objeto, que é colocado na superfície de mordida, ou seja, no "topo" da coifa de impressão personalizada. A pressão também pode ser exercida através do fecho da boca do paciente, utilizando uma técnica de "moldeira tripla" ou "mordida fechada".

Isto faz com que o gel espesso ou o material semelhante a pasta seja expresso com precisão no sulco e para além da margem do dente preparado, retraindo, alargando e deslocando a gengiva para longe da margem do dente e, coincidentemente, empurrando ou deslocando fluidos como sangue, fluido crevicular, saliva e outros resíduos para fora do sulco. Uma vez que a coifa de impressão personalizada se adapta intimamente à margem do dente preparado, da mesma forma que uma restauração provisória ou temporária bem preparada, a pressão (hidráulica) exercida pela "coifa de impressão personalizada" comprimida distribui o material de impressão de forma exacta e igual para além da margem do dente preparado. O tecido é deslocado quando o material de impressão é forçado mecanicamente para dentro do sulco. Uma variação envolve a utilização de cera em vez de uma coifa de resina acrílica para forçar o material apicalmente.

Ao contrário de outros métodos de retração do tipo compressão que cobrem o pilar do dente, bem como a crista gengival, a criação da coifa de impressão personalizada não cobre a crista gengival, mas direcciona o material de retração/impressão direta e mais exatamente sobre o pilar do dente para o sulco e as margens do pilar, capturando as margens subgengivais mais importantes, bem como a estrutura radicular apical às referidas margens.

Como a coifa de moldagem personalizada é muito precisa, o material de moldagem ao qual está associada é direcionado em torno do pilar e das margens de uma forma correspondentemente precisa e, ao contrário de outros "sistemas de retração do tipo compressão", o material de moldagem é direcionado apicalmente, sendo o excesso expelido para fora do sulco, criando assim uma retração e moldagem muito atraumáticas.

iv. Coroa metálica provisória[41]

Outra técnica mecânica consiste na utilização de uma coroa metálica provisória adaptada, preenchida com material termoplástico de bloqueio.

As coroas metálicas provisórias podem ser utilizadas como moldeiras. Devem ser um ou dois tamanhos maiores do que os que seriam utilizados para fazer uma impressão composta de modelação do dente. As coroas são cortadas depois de os dentes terem sido preparados. A extremidade cervical da coroa deve ser posicionada apicalmente à margem da preparação.

Aplica-se uma fina camada de adesivo nas conchas e efectua-se uma moldagem preliminar em material de base de borracha pesada, que é colocada em posição nos dentes preparados. A impressão é cuidadosamente removida. O material de borracha excedente é removido, exceto nas superfícies lingual e vestibular. Isto evita a distorção do metal.

Uma coroa metálica provisória é adaptada à linha de acabamento do dente e revestida com um excesso de material de bloqueio temporário. A coroa é colocada no dente preparado, e o excesso de material de bloqueio é arredondado e alisado com um instrumento quente nos pontos em que se projecta na fenda. A coroa provisória assim fabricada é deixada no local até à consulta seguinte, altura em que é feita a impressão final.

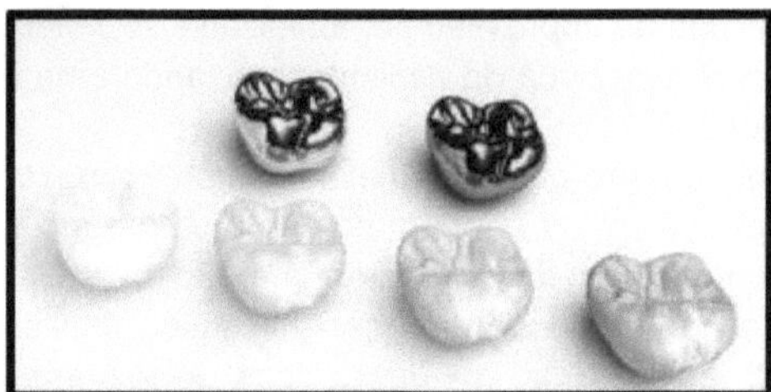
Fig. 5.4 Coroa provisória.

A desvantagem desta técnica é que a coroa provisória preenchida com material termoplástico de paragem ou guta-percha pode causar recessão prolongada ou duradoura, se for deixada no local durante mais de 12 horas. O colo descoberto do dente resultante pode ser sensível e suscetível a cáries. A impressão não pode ser efectuada na mesma consulta.

v. Sarjas de algodão impregnadas de óxido de zinco e eugenol[23]

Esta técnica utiliza sarrafos finos e estéreis de algodão com cimento de óxido de zinco eugenol de endurecimento lento. O cimento de óxido de zinco eugenol é misturado até obter uma consistência cremosa fina e enrolam-se nesta massa sarrafos de algodão de comprimento adequado, com o diâmetro aproximado do fio dentário. Com o campo operatório isolado e seco, um único sarrafo é colocado na base do sulco gengival. Um segundo e ainda mais um número destes sarrafos são cuidadosamente posicionados para formar uma massa em forma de cunha com o ápice dirigido apicalmente. O conjunto é mantido no lugar pelo penso provisório que consiste num cimento de óxido de zinco-eugenol de endurecimento mais rápido. Deve permanecer em posição durante um período mínimo de 48 horas para ser eficaz, mas não deve ser deixado no sulco gengival durante mais de 5 a 7 dias.

A **principal vantagem** da deslocação mecânica com óxido de zinco e eugenol é a elevada qualidade da tolerância dos tecidos, a completa aversão aos tecidos e o amplo tempo disponível para a moldagem.

A desvantagem deste método reside no tempo necessário para que seja eficaz.

vi. Cordas de retração (não medicadas)[24]

No tratamento dentário, é muitas vezes necessário retrair os tecidos gengivais de um dente para preparar o paciente para tirar impressões, colocar coroas ou efetuar restaurações. Normalmente, as retracções são feitas utilizando cordões de retração gengival fabricados em algodão e impregnados com preparações terapêuticas.

Foram defendidos cordões de diferentes tipos para colocação no sulco gengival. Os cordões estão disponíveis em diferentes espessuras e configurações. Nesta técnica, é utilizado um instrumento de ponta romba para embalar suavemente o fio ou cordão na fenda.

A deslocação não deve causar hemorragia ou laceração da inserção gengival Pode obter-se um certo alargamento do sulco gengival colocando um cordão não impregnado e deixando-o no local durante um período de tempo suficiente.

O fio é empurrado para dentro do sulco e estica mecanicamente as fibras periodontais circunferenciais. A colocação é frequentemente mais fácil se for utilizado um fio entrançado (por exemplo, gingibraid) ou tricotado (por exemplo, ultrapak). No entanto, devem ser evitados cordões entrançados de maiores dimensões, uma vez que têm tendência para "dobrar" e podem tornar-se demasiado espessos para uma colocação intrasulcular atraumática.

Em áreas onde os sulcos muito estreitos impedem a colocação de cordas torcidas ou entrançadas de tamanho mais pequeno, é preferível utilizar cordas tipo lã que possam ser achatadas para a deslocação inicial do tecido.

Existem provas de que, com uma técnica adequada, este método não é suscetível de causar lesões graves no sulco gengival. Num estudo em humanos, foi referido que os cordões não medicados podem ser utilizados para o deslocamento gengival com danos mínimos no tecido gengival. Os resultados de outro estudo mostraram que o fio não tratado era um material seguro para o deslocamento durante períodos de 5 a 30 minutos e era recomendado quando a hemorragia e a infiltração não constituíam um problema.

No entanto, o fio simples é pobre na sua capacidade de deslocar adequadamente a gengiva quando comparado com fios quimicamente impregnados. A recuperação dos tecidos, por outro lado, é excelente. O cordão deve ser colocado com firmeza e suavidade, uma vez que o acondicionamento excessivo pode traumatizar o tecido. Tem sido recomendado humedecer o cordão com água antes de o remover do sulco para evitar lesões no delicado revestimento epitelial. O cordão simples também proporciona hemostase por pressão.

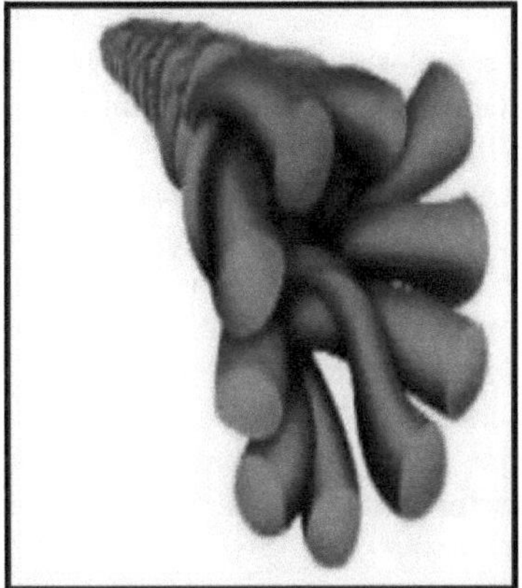

Fig. 5.5 Cordão de retração gengival

Um cordão de retração é formado pelo entrelaçamento de dois ou mais fios, de modo a formar um cordão de retração tricotado, entrançado, tecido ou torcido. Pelo menos um dos fios é feito de um material absorvente, como o algodão. O fio absorvente está impregnado de um agente ativo, como um hemostático.

Pelo menos um outro fio no padrão tricotado, entrançado ou tecido é feito de uma fibra resistente à degradação (por exemplo, sintética), como um polímero, cerâmica ou material à base de carbono. O fio resistente à degradação proporciona ao cabo

29

de retração uma integridade estrutural adicional ao resistir à degradação causada por um ou mais agentes activos.

Numa forma de realização, o fio resistente à degradação compreende um filamento metálico fino, como a prata, com uma espessura inferior a 0,2 mm. Numa forma de realização alternativa, o cordão de retração da presente invenção é formado por um ou mais fios feitos de uma mistura de fibras. Uma ou mais fibras absorventes podem ser torcidas em conjunto com um ou mais tipos de fogos resistentes à degradação para formar um ou mais fios mistos reforçados.

Os fios misturados são então tricotados, entrançados, tecidos ou torcidos para formar o cordão de retração da presente invenção. Nesta forma de realização específica, cada fio da malha, trança ou tecido pode incluir vantajosamente um ou mais tipos de fibras resistentes à degradação, de modo a que todo o cordão de retração resista à degradação.

Os diferentes fios e/ou fibras utilizados para fabricar o cordão de retração da presente invenção são misturados de modo a que cada fibra ou fio siga o padrão de malha, entrançado ou tecido.

Desta forma, a mistura não compromete as características benéficas da malha, trança ou padrão de tecelagem. Assim, as misturas de fios ou fibras absorventes e resistentes à degradação podem fornecer ao cordão retrátil características benéficas sem comprometer os benefícios derivados do padrão de malha, entrançado ou tecido. Uma caraterística benéfica de, pelo menos, um padrão de malha é que o cordão de retração é vantajosamente elástico e resiliente nas dimensões longitudinal e transversal. Uma vez que o fio de retração pode expandir-se na direção longitudinal, o fio pode ser mais facilmente inserido no sulco entre o tecido gengival e o dente. As áreas no sulco que requerem mais fio para preencher podem ser preenchidas comprimindo o fio longitudinalmente. Além disso, à medida que o fio é empurrado ou puxado na direção longitudinal, é menos provável que a porção de fio já embalada no sulco seja perturbada.

Outra vantagem de um padrão de malha da presente invenção é o facto de ser resiliente na dimensão radial. Os fios e as fibras da malha retêm um certo nível de memória quando comprimidos. Como as fibras tendem a regressar à sua posição original, a gengiva é empurrada para fora radialmente. A mistura de materiais de fibra utilizada no cordão de retração da presente invenção mantém os benefícios de um padrão de malha ao incluir cada fibra no padrão de malha.

As misturas de fios ou fogos absorventes, sintéticos e metálicos podem fornecer ao cordão de retração características benéficas sem comprometer os benefícios derivados de um padrão de malha.

Estas e outras características da presente invenção tornar-se-ão mais evidentes a partir da descrição que se segue e das reivindicações anexas, ou poderão ser aprendidas através da prática da invenção tal como aqui estabelecida.

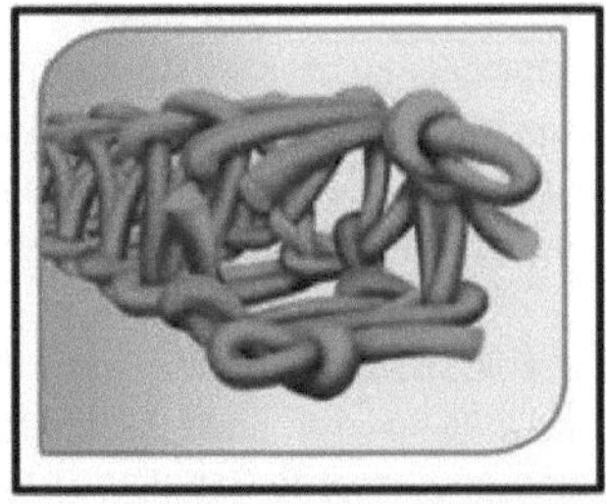 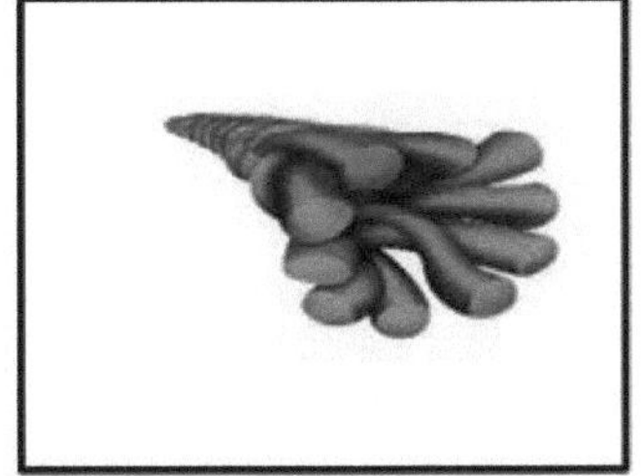

Fig. 5.6 Cabo de retração em malha Fig. 5.7 Cabo de retração entrançado

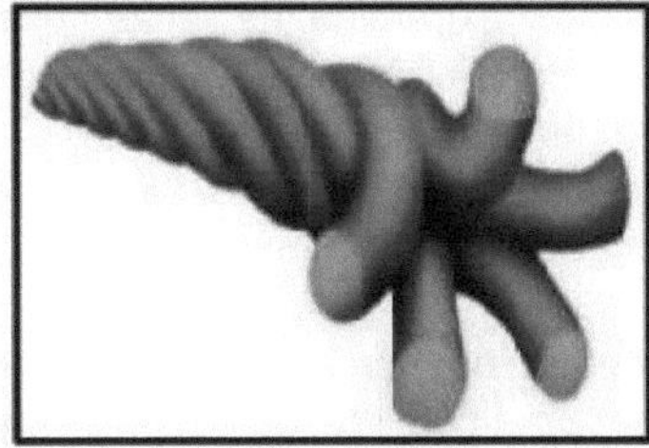

Fig. 5.8 Cordão de retração torcido

Requisitos ideais dos cabos de retração [24]

1. Deve ser de cor escura.
2. Deve ser eficaz para a utilização a que se destina.
3. Deve ser seguro, a nível local e sistémico.
4. Os efeitos devem ser espontaneamente reversíveis.
5. Deve ser absorvente.
6. Deve estar disponível em diferentes diâmetros.
7. Não deve aderir aos tecidos moles.
8. Deve proporcionar hemostase.
9. Não deve causar lesões nos tecidos gengivais.

A utilização do fio de retração tem vários efeitos negativos

1. A colocação do fio consome muito tempo. Quando se faz uma impressão de vários pilares, pode gastar-se uma quantidade significativa de tempo (vários minutos por pilar) a posicionar corretamente o fio.
2. A colocação do cordão de retração é desconfortável e normalmente requer anestesia local.
3. O fio de retração pode ser deixado no local durante muito mais tempo do que o sugerido quando está a ser feita uma impressão de vários pilares. Este facto pode aumentar o potencial de danos nos tecidos, desconforto pós-operatório e recessão gengival.
4. A remoção do fio de retração antes da moldagem pode perturbar os tecidos gengivais e provocar hemorragia. Os materiais de moldagem convencionais requerem um campo relativamente seco para efetuar uma impressão precisa da preparação.

Instrumentos de embalagem de cordas[24]

Os clínicos colocam os cordões de retração utilizando instrumentos de acondicionamento de cordões; no entanto, muitos dos instrumentos manuais habitualmente utilizados (como a ponta de Hollenback) não foram concebidos para esta aplicação. As forças geradas pelas pontas dos instrumentos pontiagudos ou em forma de cunha podem ser traumáticas para o epitélio juncional relativamente frágil à volta dos implantes, enquanto que os tecidos gengivais podem ser mais tolerantes a este tipo de força.

Alguns fabricantes fabricam dispositivos de embalagem concebidos para o efeito, com cabeças circulares lisas e não serrilhadas que podem ser utilizadas para colocar e comprimir cordões torcidos com um movimento deslizante. Outros fabricantes fabricam dispositivos com cabeças circulares serrilhadas para utilização com cabos entrançados. As extremidades finas destas cabeças circulares serrilhadas afundam-se no cordão entrançado e as serrilhas finas impedem que este escorregue e corte a fixação gengival.

Não existe literatura que descreva a utilização de instrumentos de colocação do cordão umbilical e as forças envolvidas na colocação do cordão permanecem indeterminadas.

Os instrumentos de empanque de cordas estão disponíveis nos estilos circlet, standard e angular. Possuem uma curva de ombro única em ambas as extremidades do instrumento, em referência ao eixo do eixo, o que permite uma melhor adaptabilidade e facilidade de utilização pelo operador e proporciona um melhor equilíbrio e firmeza durante o procedimento de embalamento. Têm uma ponta fina e são fabricadas em aço inoxidável.

Os instrumentos sónicos estão disponíveis com punho de silicone que reduz a fadiga da mão, resiste à autoclavagem, à esterilização química e por cordão e à limpeza por ultra-sons durante toda a vida útil do instrumento. O ângulo da lâmina deslocado de 45 graus reduz a viragem de ponta a ponta. Os bordos finamente gravados permitem uma melhor tração do fio sem puxar ou prender. Os instrumentos têm extremidades serrilhadas ou lisas, quadradas ou arredondadas. O "stark cord packer" tem um revestimento GTX antiaderente que impede que os instrumentos adiram ao cordão e aos fluidos dos tecidos e é ideal para embalar um cordão tecido.

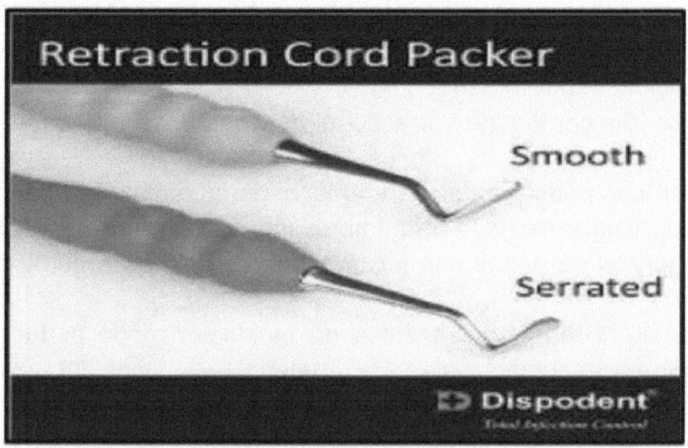

Fig. 5.9 Instrumentos de embalagem de cabos

A maioria dos instrumentos de acondicionamento do cordão tem uma ponta ligeiramente arredondada com serrilhas para segurar o cordão enquanto o posiciona intra-sulcularmente.

MECANICO - MÉTODO QUÍMICO[25]

Este é o método utilizado pela maioria dos profissionais e constitui a técnica mais universalmente utilizada. Existe uma variedade de produtos químicos disponíveis. A maioria das soluções químicas recomendadas para utilização no deslocamento gengival são utilizadas em conjunto com cordões de retração.

Os cordões ou cordas são utilizados para manter os produtos químicos em contacto com os tecidos e para os confinar ao local de aplicação. O cordão pode ser saturado com solução antes da inserção ou colocado seco e a solução aplicada.

Alguns cabos são previamente impregnados pelo fabricante e não requerem a aplicação adicional de produtos químicos. Alguns defendem a utilização de combinações de produtos químicos.

Combinando a ação química com a ação mecânica da compressão, o alargamento do sulco gengival, bem como o controlo da infiltração de fluido das paredes do sulco gengival, é mais facilmente conseguido.

Vários medicamentos são utilizados para o deslocamento gengival [25]
Incluem:

1. 0,1% e 8% de epinefrina racémica.
2. Solução de alúmen a 100% (sulfato de alumínio e potássio).
3. Soluções de cloreto de alumínio a 5% e 25%.
4. Subsulfato férrico (solução de Monsel).
5. Solução de sulfato férrico a 13,3%.
6. 8% e 40% de cloreto de zinco.
7. Soluções de ácido tânico a 20% e 60%.
8. Solução de negatol a 45%.
9. Cloridrato de tetrahidrozolina 0,05%.
10. Cloridrato de oximetazolina 0,05%.
11. Cloridrato de fenilefrina 0,25%.

Cada um será abrangido por uma das três categorias seguintes

A. **Vasoconstritores** [por exemplo, cloridrato de tetrahidrozolina 0,05%].

B. **Coagulantes de fluidos biológicos** [por exemplo, soluções de cloreto de alumínio a 5% e 25%]

C. **Coagulantes de tecidos da camada superficial** [por exemplo, 8% e 40% de cloreto de zinco]

Critérios para os medicamentos de deslocamento gengival[25]

Os medicamentos utilizados para a deslocação da gengiva devem satisfazer os seguintes critérios

1. Eficaz na deslocação gengival e na hemostase.
2. Ausência de danos irreversíveis na gengiva.
3. Escassez de efeitos sistémicos adversos.
4. Seguro, tanto a nível local como sistémico.
5. sem deslocação permanente dos tecidos.
6. O efeito deve ser espontaneamente reversível, desaparecendo num curto

espaço de tempo, sem deixar qualquer deslocação permanente dos tecidos.

Substâncias químicas habitualmente utilizadas, com as suas vantagens e desvantagens[26] Epinefrina

Ao longo dos anos, a epinefrina racémica emergiu como o químico mais popular para o deslocamento gengival. Um inquérito realizado por Shaw e Krejei documentou que 55% dos dentistas utilizavam cordões impregnados com epinefrina como primeira escolha, em vez de cordões adstringentes e eletrocirurgia.

Noutro inquérito realizado por Donovan et al. observou-se que 79% dos dentistas que utilizavam rotineiramente meios mecânico-químicos de deslocação, usavam fios impregnados de epinefrina.

A epinefrina produz hemostase e provoca vasoconstrição local, o que, por sua vez, resulta numa contração gengival transitória.

Numa investigação realizada em cães, a epinefrina produziu uma ligeira lesão nos tecidos numa aplicação de 10 minutos que cicatrizou em 6 a 10 dias.

Um estudo efectuado em seres humanos demonstrou que o fio de epinefrina não produziu uma inflamação gengival significativamente maior do que o sulfato de alumínio e potássio ou o cloreto de alumínio. Apesar da sua popularidade, a utilização de cordões impregnados de epinefrina é uma das duas hormonas da parte simpática do sistema nervoso autónomo.[27]

A epinefrina comercial é obtida por extração das glândulas supra-renais.

A síntese química da epinefrina começa com o catecol e dá origem a uma epinefrina racémica (50% de epinefrina levógira e 50% de epinefrina dextro-rotatória).

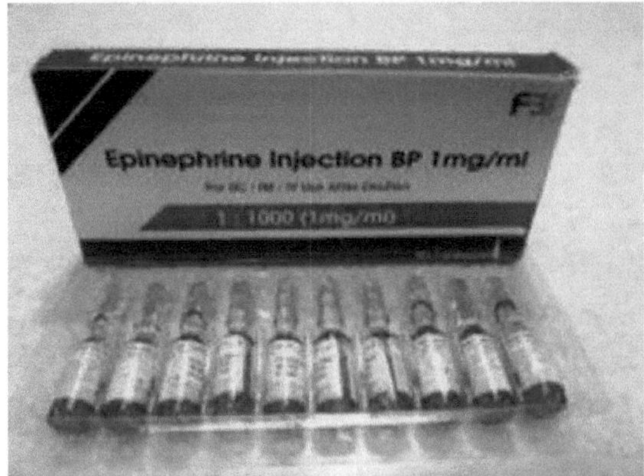

Fig 6.1 Injeção de epinefrina

Epinefrina e os seus efeitos sistémicos

A síntese, o metabolismo e as funções da epinefrina têm sido amplamente estudados. A epinefrina é uma das duas hormonas da parte simpática do sistema nervoso autónomo.

Os efeitos sistémicos da epinefrina envolvem muitos sistemas de órgãos, sendo o sistema cardiovascular o que mais nos preocupa. A epinefrina actua como um potente estimulante do miocárdio que aumenta a força da contração ventricular e aumenta a frequência cardíaca. Provoca vasoconstrição em muitos leitos vasculares.

Foi demonstrado que a epinefrina contrai a maioria das artérias e veias periféricas, mas não tem qualquer efeito significativo no fluxo ou na resistência vascular periférica, a menos que seja colocada diretamente no leito vascular das arteríolas e dos fragmentos pré-capilares. Estas acções resultam num aumento da pressão arterial que é proporcional à dose.

A quantidade de epinefrina absorvida é altamente variável, dependendo do grau de exposição ao leito vascular, bem como do tempo de contacto e da quantidade de medicação no cordão umbilical.[29]

A quantidade de epinefrina perdida (e presumivelmente absorvida) a partir de 2,5 cm de um cordão de retração típico durante 5 a 15 minutos no sulco gengival é de 71 g. Esta quantidade é ligeiramente inferior à obtida com a injeção de quatro carpules de anestésico local contendo uma concentração de epinefrina de 1: 100.000. É aproximadamente um terço da dose máxima de 0,2 mg (200 Mg) para um adulto saudável e quase o dobro da quantidade recomendada de 0,04 mg (40 Mg) para um doente cardíaco.

Sulfato de alumínio

Este medicamento é normalmente utilizado para a deslocação gengival. Provoca hemostase através de um efeito vasoconstritor fraco, para além da precipitação de proteínas tecidulares com contração dos tecidos, da inibição dos movimentos transcapilares das proteínas plasmáticas e da subsequente paragem da hemorragia capilar. Este medicamento é considerado seguro e desprovido de efeitos sistémicos.

O sulfato de alumínio e o sulfato de alumínio e potássio actuam através da precipitação das proteínas dos tecidos com contração dos mesmos, inibindo o movimento transcapilar das proteínas plasmáticas e travando a hemorragia capilar. Ambos são hemostáticos e retractivos, o que causa uma inflamação pós-operatória mínima em concentrações terapêuticas, embora as soluções concentradas de sulfato de alumínio e potássio possam causar uma inflamação grave e necrose dos tecidos.[18]

Vantagens:
1. Hemostase.
2. O menos inflamatório de todos os agentes utilizados com cordas.
3. Colapso do pequeno sulco após a remoção do cordão umbilical.

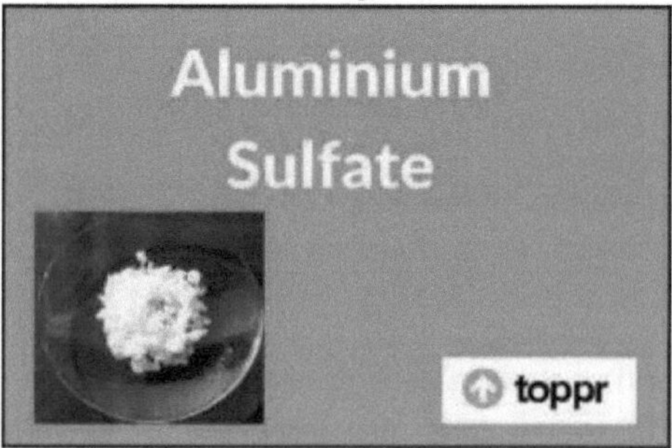

Fig. 6.2 Sulfato de alumínio disponível no mercado

Desvantagens:
1. Gosto ofensivo.

2. Risco de necrose em caso de concentração elevada.

A literatura acima referida sugere que a utilização cautelosa de sulfato de alumínio em concentrações adequadas pode deslocar a gengiva marginal à volta dos implantes de forma eficaz e segura.

Cloreto de alumínio 25%[30]

É um dos produtos químicos normalmente utilizados em concentrações de 5% e 25%.

Estudos demonstraram que soluções mais fortes do que 10% podem produzir destruição local dos tecidos. Uma aplicação de 10 minutos no sulco é normalmente suficiente. O cloreto de alumínio não demonstrou ter uma reação inflamatória significativamente diferente da do alúmen ou da epinefrina racémica a 8%.

É de esperar uma perda gengival crestal permanente de 0,1 mm. Não existem contra-indicações conhecidas e o efeito sistémico é mínimo.

A solução a 25% foi defendida para utilização com outros agentes químicos porque duplicou aproximadamente o sucesso hemostático de cada um dos outros produtos químicos estudados.[26]

Há quem considere que o cordão impregnado de cloreto de alumínio é o produto químico mais eficaz para controlar a hemorragia e deslocar o tecido sem provocar danos no mesmo.

Num estudo realizado em cães, Shaw et al não encontraram qualquer inflamação adicional nas fendas gengivais em que foi colocado cloreto de alumínio diluído (0,033%), mas os que receberam soluções concentradas (60%) demonstraram uma inflamação grave e necrose. É o menos irritante de todos os medicamentos utilizados para impregnar os cordões de retração, mas tem a desvantagem vital de inibir os materiais de impressão de polivinil siloxano e poliéter.

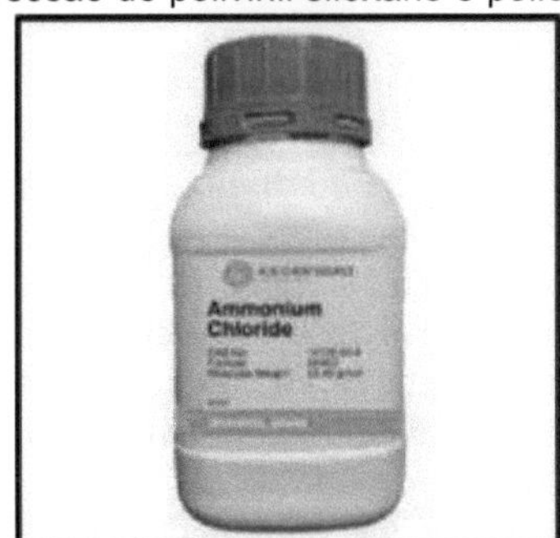

Fig. 6.3 Cloreto de alumínio 25%

Vantagens:
1. Sem efeitos sistémicos.
2. O menos irritante de todos os produtos químicos.
3. Hemostase.
4. Colapso do pequeno sulco após a remoção do cordão umbilical.

Desvantagens:
1. Menor vasoconstrição do que a epinefrina.
2. Risco de contaminação do sulco.

3. Modifica a reprodução de detalhes da superfície.

4. Inibe a fixação de impressões de polivinil siloxano e poliéter.

Sulfato férrico (13,3%)

É utilizado para a deslocação de tecidos. Não traumatiza visivelmente o tecido e a cicatrização é mais rápida do que a do cloreto de alumínio.

O sulfato férrico é compatível com o cloreto de alumínio, mas não com a epinefrina. Quando utilizado com epinefrina, desenvolve-se um precipitado azul maciço. O sulfato férrico coagula o sangue tão rapidamente que deve ser colocado diretamente contra os tecidos cortados. Caso contrário, o sulfato férrico fica preso ao sangue extravasado e flutua, deixando uma superfície sangrenta. O tempo de utilização recomendado é de 1 a 3 minutos, mas pode ser utilizado durante 10 a 20 minutos.

A deslocação do tecido resultante é mantida durante, pelo menos, 30 minutos, pelo que raramente é necessário reembalar para impressões múltiplas.

O tecido é temporariamente descolorido para uma cor preta ou azulada, mas voltará a ser cor-de-rosa após 1 ou 2 dias. Os testes in vitro não mostraram os efeitos corrosivos ou de coloração no esmalte que tinham sido anteriormente registados com compostos férricos.[36]

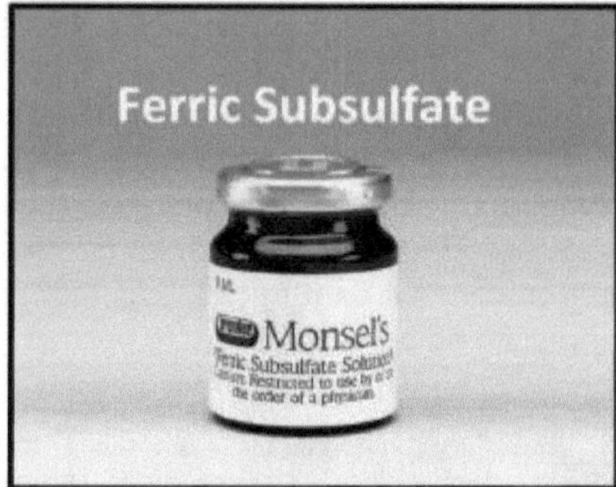

Fig. 6.4 Sulfato férrico disponível no mercado.

Devido ao seu teor de ferro, o sulfato férrico mancha o tecido gengival de amarelo-castanho a preto durante alguns dias após a sua utilização.

A utilização deste agente para o deslocamento gengival em implantes é ainda mais questionável devido à sua capacidade de perturbar a reação de presa dos materiais de moldagem de poliéter e polivinil siloxano.

O sulfato férrico actua como um agente de coagulação e, muitas vezes, quando o fio é retirado, o coágulo é puxado com ele e a hemorragia recomeça. Além disso, o sulfato férrico não provoca a contração real dos tecidos.

Vantagens:

Hemostase

Desvantagens:

1. Descoloração dos tecidos.

2. Sabor ácido.

3. Risco de contaminação do sulco.

4. Inibe a fixação de impressões de polivinil siloxano e poliéter.

Cloreto de zinco

Tem sido utilizado em soluções a 8% e a 40%. A eficácia do deslocamento gengival da solução a 8% é aproximadamente igual à da epinefrina, enquanto a solução a 40% é um pouco mais eficaz. A solução a 8% provocou uma necrose grave dos tecidos que não cicatrizou durante 60 dias. A solução a 40% é cáustica e foi classificada como um agente químico de cauterização. Uma vez que ambas as concentrações são escaróticas e causam lesões permanentes nos tecidos moles e, por vezes, no osso, a sua utilização não é recomendada.[41]

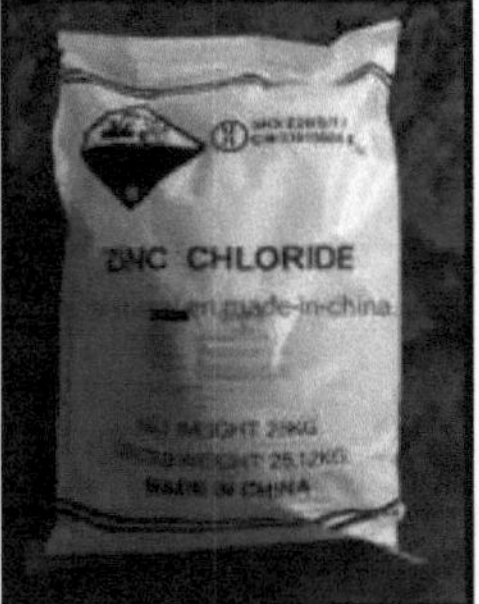

Fig. 6.5 Cloreto de zinco disponível no mercado

Ácido tânico (20% e 100%)

É menos eficaz do que a epinefrina, mas apresenta uma recuperação muito boa dos tecidos. A utilização recomendada é de 10 minutos. A eficácia hemostática do ácido tânico é mínima. O ácido tânico, um coagulante proteico, é um agente bronzeador vegetal que se liga ao colagénio através de ligações de hidrogénio. O ácido tânico reforça os constituintes orgânicos e inorgânicos da dentina, contrai os orifícios dos túbulos dentinários, é bem tolerado pela polpa e oferece um método benéfico de remoção do esfregaço. Como um removedor de smear layer, diferentes concentrações de ácido tânico são aplicadas por um curto período de tempo, variando de 15 a 90 segundos. Por outro lado, quando são utilizados produtos químicos para deslocar os tecidos gengivais, estes são deixados no sulco gengival durante períodos mais longos.[32]

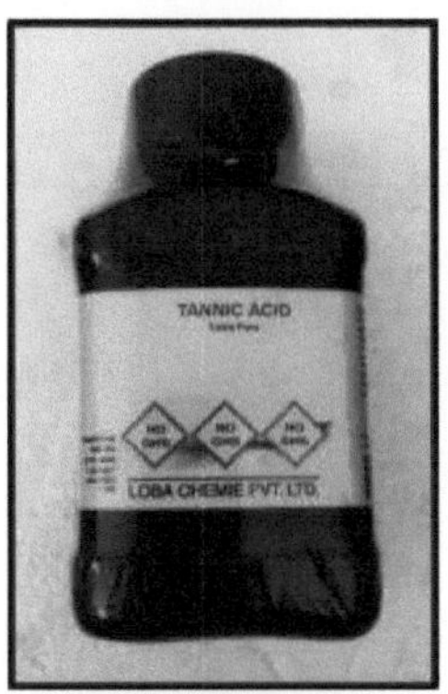

Fig. 6.6 Ácido tânico disponível no mercado

Técnica de deslocamento gengival com fio de retração[18]

A largura sulcular crítica para obter a máxima precisão e para obter uma melhor resistência ao rasgamento do material de impressão parece ser de 0,2 mm. Para obter uma largura crevicular de 0,2 mm, o cordão deve permanecer na fenda durante um período ótimo de 4 minutos antes da realização da impressão.

Um estudo in vitro realizado por Csempesz F et al. sugeriu que deve ser assegurado um tempo de imersão ótimo de 20 minutos para o cordão de retração imerso na solução medicamentosa preferida e que se deve ter o cuidado de remover todas as inclusões de ar do cordão.

Os cabos tricotados são mais fáceis de manipular e o desgaste do cabo é menor em comparação com os cabos de retração torcidos.

Deve ser utilizado um cordão com diâmetro suficiente para proporcionar um deslocamento gengival de modo a que uma quantidade adequada do material de impressão possa ser introduzida no sulco e deve ser preferido o maior cordão que possa ser colocado traumaticamente no sulco, pois este é um fator-chave para um deslocamento gengival eficaz quando se utiliza um cordão de deslocamento.

As diferentes técnicas de deslocamento gengival utilizando cordões de retração medicados são

1. Técnica de cordão único.
2. Técnica selectiva de duplo cordão.
3. Técnica do cordão duplo.
4. Técnica de infusão de deslocamento gengival.

Armamento do cordão de retração[18]

1. Evacuador (ejetor de saliva, esvaziador).
2. Tesoura.
3. Alicate de algodão.
4. Espelho bucal.
5. Explorador.
6. Embalador Fischer Ultrapak (pequeno).
7. DE instrumento de enchimento de plástico IPPA.
8. Rolos de algodão.
9. Cabo de retração.
10. Líquido hemodent.
11. Prato Dappen.
12. Pellets de algodão.
13. 13.2 x 2 esponjas de gaze.

Técnica de cabo único[41]

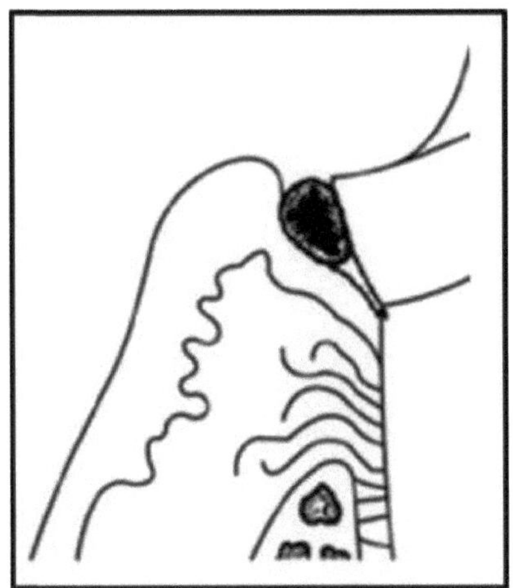

Fig. 6.7 Técnica do cordão único

A zona operatória deve estar seca. Um dispositivo de evacuação é colocado na boca e o quadrante que contém o dente preparado é isolado com rolos de algodão. O fio de retração é retirado do frasco dispensador com um alicate de algodão esterilizado e corta-se um pedaço com cerca de 5,0 cm de comprimento. Se for utilizado um cordão torcido ou enrolado, agarrar as extremidades entre o polegar e o indicador de cada mão. Manter o cordão esticado e torcer as extremidades para obter um cordão bem enrolado de pequeno diâmetro. Se for utilizado um cordão entrançado ou tecido, não é necessário torcer.

Ter cuidado para não tocar em qualquer parte do cordão, exceto as extremidades, que serão cortadas mais tarde, com os dedos enluvados. Tem sido postulado que o manuseamento do fio com luvas de látex pode inibir indiretamente a polimerização de uma impressão de polivinil siloxano. Se isso acontecer, ocorrerá no segmento da impressão que replica a fenda gengival e a linha de acabamento gengival do preparo.[40] O cordão de retração deve ser humedecido mergulhando-o numa solução tamponada de cloreto de alumínio a 25% (Hemodent, Premier Dental Products Co, Norriston, PA) num prato de dappen. Os fios impregnados com epinefrina ou sulfato de alumínio são duas vezes mais eficazes quando saturados com solução de cloreto de alumínio antes da inserção na fenda gengival.

Se houver uma ligeira hemorragia na fenda gengival, esta pode ser controlada com a utilização de um agente hemostático, como o líquido hemodent (cloreto de alumínio).[22]

Em qualquer caso, o cordão deve estar ligeiramente húmido antes de ser removido do sulco. A remoção de um cordão seco da fenda gengival pode causar lesões no revestimento epitelial delicado, que não são muito diferentes das "queimaduras de rolo de algodão produzidas ao retirar um rolo de algodão aderente da membrana mucosa dessecada da boca.

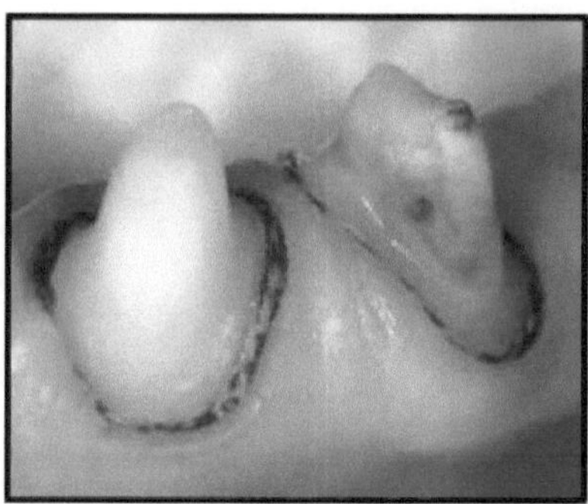

Fig. 6.8 Um laço de fio de retração é adaptado à volta do dente.

Forme um "U" com o fio e enrole-o à volta do dente preparado. Segure o fio entre o polegar e o indicador e aplique uma ligeira tensão na direção apical. Deslize suavemente o cordão entre o dente e a gengiva na área interproximal mesial com um instrumento de embalagem Fischer ou um instrumento de plástico DE.

Depois de o cordão ter sido colocado na mesial, utilizar o instrumento para o fixar ligeiramente na área interproximal distal.[19]

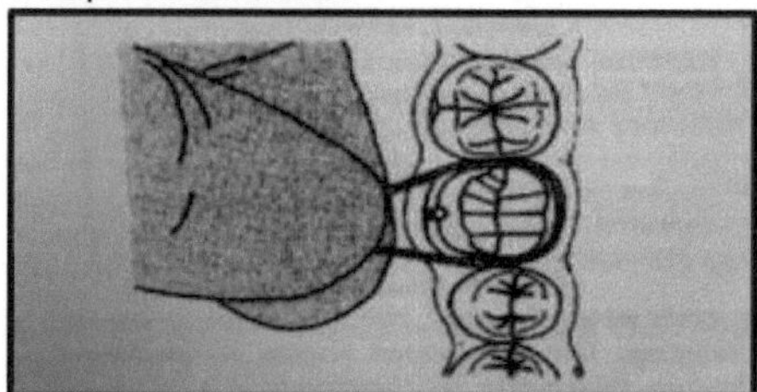

Fig. 6.8 Cordão de retração adaptado proximalmente

A colocação do fio de retração é iniciada empurrando-o para dentro do sulco na superfície mesial do dente (A), deve ser ligeiramente colado na fenda distal (B) para manter o fio na posição onde está a ser colocado (Figura 6.9).

Avançar para a superfície lingual e começar a trabalhar a partir do canto mesio-lingual. A ponta do instrumento deve estar ligeiramente inclinada na direção da área onde o cordão já foi colocado, ou seja, na mesial. Se a ponta do instrumento estiver inclinada para fora da área em que o fio foi colocado, o fio será deslocado e puxado para fora.

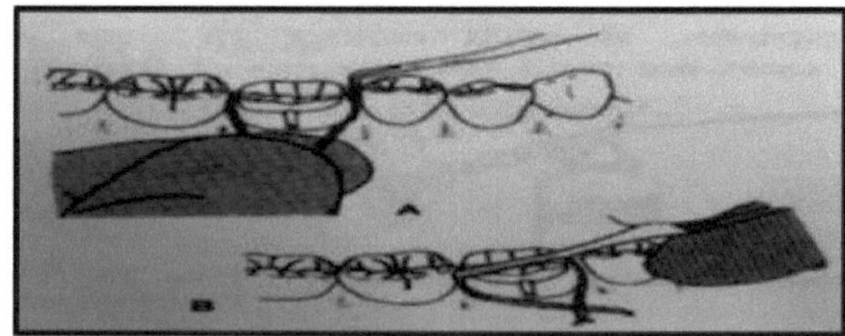

Fig. 6.9 O fio está a ser colocado subgengivalmente
(A) O instrumento deve ser empurrado ligeiramente para a área já acondicionada.

(B) Se a força do instrumento for direccionada para longe da área previamente embalada, o cordão já embalado será puxado para fora (Figura 6.10).

Nalguns casos em que existe um sulco pouco profundo ou uma linha de chegada com contornos que mudam drasticamente, pode ser necessário segurar o cordão já colocado em posição com um instrumento Gregg 4-5 na mão esquerda.

A colocação do cordão pode então prosseguir com o instrumento de acondicionamento segurado na mão direita, pressionar suavemente apicalmente o cordão com o instrumento, direccionando a ponta ligeiramente para o dente. Deslizar o fio gengivalmente ao longo do preparo até sentir a linha de chegada. Em seguida, empurrar o cordão para dentro da fenda.[26] Se o instrumento for dirigido totalmente na direção apical, o cordão irá ricochetear na gengiva e rolar para fora do sulco. Se o cordão persistir em ricochetear de uma área particularmente apertada do sulco, não aplique mais força. Em vez disso, manter uma força suave durante mais tempo. Se continuar a rebater, mudar para um fio mais pequeno ou mais flexível (ou seja, torcido em vez de entrançado).

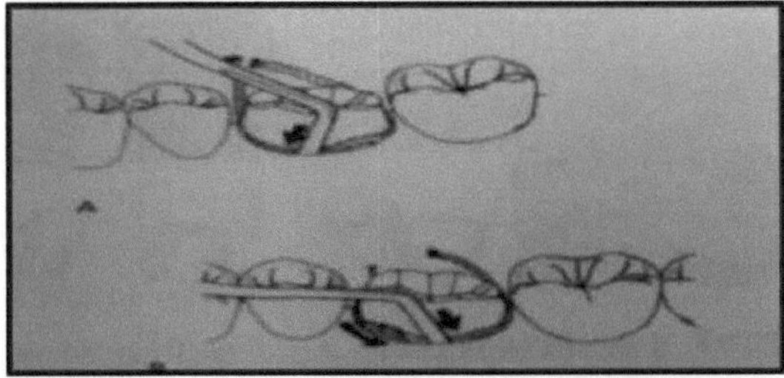

Fig. 6.10 Ocasionalmente, é necessário segurar o cabo com um instrumento enquanto se embala com o segundo.

Continuar para a mesial, fixando firmemente o cordão no local onde foi ligeiramente colado anteriormente, cortar o comprimento do cordão que sobressai do sulco mesial o mais próximo possível da papila interdentária. Continuar a colocar o fio à volta da superfície facial, sobrepondo o fio na área interproximal mesial.

A sobreposição deve ocorrer sempre na área proximal, onde os tecidos volumosos toleram o volume extra do fio. Se a sobreposição ocorrer na superfície facial ou lingual, onde a gengiva é apertada, haverá um espaço apical ao cruzamento, e a linha de chegada nessa área pode não ser reproduzida na impressão. A sequência de deslocação deve ser modificada.[33]

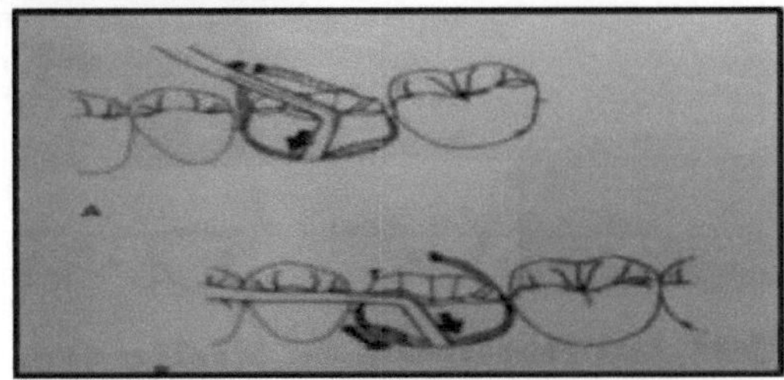

Fig. 6.11 A técnica do cordão de retração simples

É indicado com tecidos gengivais saudáveis. Um cordão impregnado com solução de cloreto de alumínio tamponado é embalado sequencialmente da mesial para a lingual, para a distal (A) e, finalmente, para a vestibular do preparo (B). Se a deflexão lateral for insuficiente nesta fase, o mesmo cordão deve ser embalado mais uma vez nas faces mesial, lingual e distal. A fenda facial pode ser recoberta uma vez se houver deflexão lateral suficiente, caso contrário, será necessário um recobrimento adicional. A impressão final deve reproduzir fielmente a continuidade das áreas marginais sem rasgões ou espaços vazios.

O sucesso hemostático das preparações de fio e dos agentes químicos disponíveis no mercado é variável, especialmente quando a preparação dos dentes e a moldagem ocorrem durante a mesma consulta. Por isso, sempre que houver suspeita de hemorragia espontânea durante a moldagem, recomenda-se a preparação selectiva de um fio extra-fino como precaução de segurança.[34]

Normalmente, os aspectos interproximais ou linguais da fenda são mais propensos à inflamação localizada, enquanto o sulco facial permanece relativamente mais saudável. Com a técnica do fio duplo seletivo, evita-se normalmente o pré-preenchimento do sulco facial; este é preenchido apenas uma vez para minimizar o risco de rasgar as ligações do tecido epitelial e conjuntivo do dente.

Uma trança de cordão extrafino (por exemplo, Ultrapack n.º 00) impregnada com cloreto de alumínio tamponado é pré-embalada e confinada apenas à parte inflamada da fenda. O excesso de trança deve ser cortado com uma tesoura fina e o excesso de infiltração e de coágulo deve ser limpo com uma bola de algodão.

Um cordão de malha impregnado fino (por exemplo, Ultrapack n.º O) é então embalado na fenda de acordo com a sequência previamente delineada para a técnica de fio único.

Antes de injetar o material de moldagem, o cordão fino deve ser removido, mas a trança extra-fina é deixada no local para efeito hemostático. Pode ficar preso na impressão, mas não deve ser perturbado quando a impressão é injectada.

Técnica de Cordas Duplas (Técnica Deknatel)

À medida que é necessário um maior controlo da hemorragia, o processo de deslocamento torna-se mais agressivo. Se os tecidos gengivais estiverem muito inflamados, a obtenção de uma impressão exacta é tecnicamente viável, mas a cicatrização gengival e a reinserção são imprevisíveis.

A técnica do fio duplo deve ser idealmente reservada para situações em que toda a fenda gengival é suscetível de sangrar. Isto ocorre tipicamente com laceração gengival devido a uma preparação dentária agressiva ou após o uso de restauração provisória defeituosa com margens excessivamente salientes.[36]

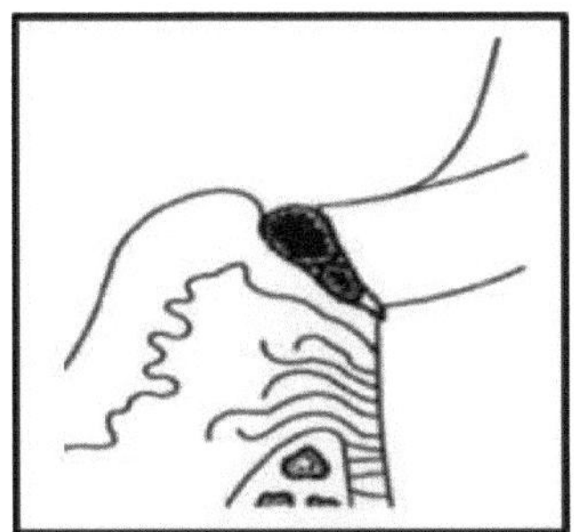

Fig: 6.12 Técnica da corda dupla

Nesta técnica, um cordão extra-fino (por exemplo, Ultapack n.º 00) impregnado com cloreto de alumínio tamponado é pré-embalado em toda a fenda e seccionado de modo a que as suas duas extremidades se encontrem em ângulos rectos sem se sobreporem. Se continuar a ocorrer hemorragia gengival, como aconteceria com tecido conjuntivo exposto, pode ser necessário injetar na papila uma solução de lidocaína a 2% com epinefrina 1:50.000 para provocar vasoconstrição local.

A fenda também pode ser esfregada muito delicadamente com cloreto de alumínio, sulfato férrico ou solução de peróxido de hidrogénio. Um fio de malha fino impregnado (por exemplo, Ultrapack n.º 0) é então colocado na fenda de acordo com a sequência descrita para a técnica de fio único e, antes de o material de impressão ser injetado, é removido, enquanto o fio extrafino é deixado no local para hemostase.

Pode ficar preso na impressão, mas apenas os segmentos soltos devem ser cortados antes de verter a impressão.[20]

A técnica do fio duplo controla eficazmente a hemorragia gengival e permite um excelente deslocamento dos tecidos. No entanto, tem um maior potencial de recessão gengival porque o acondicionamento de dois cordões numa fenda facial na região anterior pode rasgar a ligação do tecido conjuntivo à raiz.

Técnica selectiva de cordas duplas

O fio duplo seletivo é recomendado quando é provável que ocorra hemorragia espontânea do sulco gengival durante a moldagem. Uma fenda hemorrágica é o maior obstáculo a uma moldagem exacta e é normalmente causada por laceração lateral e apical durante a preparação do dente.

Também está associada à acumulação de placa bacteriana no defeito marginal das restaurações provisórias ou com margens profundas.[29]

Quer a impressão seja feita imediatamente após a preparação do dente ou numa consulta subsequente, a probabilidade de hemorragia gengival durante o procedimento de impressão deve ser avaliada antes ou durante o empacotamento. Após a remoção da restauração provisória ou à medida que o cimento provisório é eliminado, pode ocorrer hemorragia espontânea da margem gengival livre. Se o sulco gengival parecer eritematoso ou sangrar espontaneamente, a sequência de retração deve ser modificada. O sucesso hemostático dos preparos de fio e dos agentes químicos disponíveis no mercado é variável, especialmente quando os preparos dentários e a moldagem ocorrem durante a mesma consulta.

Por conseguinte, sempre que houver suspeita de hemorragia espontânea durante a moldagem, recomenda-se o pré-preenchimento seletivo de um fio extra-fino como precaução de segurança. Normalmente, os aspectos interproximais ou linguais da fenda são mais propensos a inflamação localizada, enquanto o sulco facial permanece mais saudável. Com a técnica do fio duplo seletivo, a pré-condicionamento do sulco facial é geralmente evitada; é embalado apenas uma vez para minimizar o risco de rasgar as ligações do tecido epitelial e conjuntivo do dente.[16]

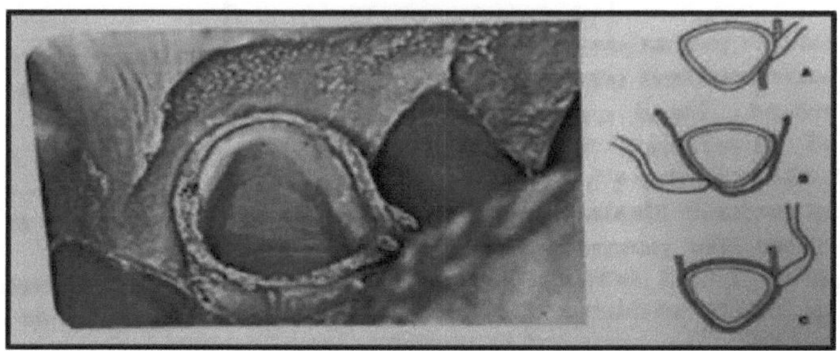

Fig 6.13 Técnica do cordão duplo seletivo

É recomendado quando é provável que ocorra hemorragia espontânea do sulco gengival durante a moldagem. O pré-acondicionamento seletivo de um cordão extra-fino na parte inflamada do sulco (A) é seguido pelo acondicionamento de um cordão entrançado impregnado fino (B e C) que será removido antes da injeção do material de moldagem. A trança extra-fina é deixada no local da fenda para hemostase e foi apanhada nesta impressão.[34]

Uma trança de corda extrafina impregnada com cloreto de alumínio tamponado é embalada e confinada apenas à parte inflamada da fenda. O excesso de trança deve ser cortado com uma tesoura fina e o excesso de infiltração e de coágulo deve ser limpo com uma bola de algodão. Um cordão de malha fino impregnado é então introduzido na fenda de acordo com a sequência anteriormente descrita para a técnica do cordão único. Antes da injeção do material de impressão, o cordão fino deve ser removido, mas a trança extrafina é deixada no local para efeito hemostático. Pode ficar presa na impressão, mas deve ser deixada intacta quando a impressão é vertida."

Procedimentos de retração[29,41]			
Técnica	Indicações	Vantagens	Desvantagens
Corda única	Tecido saudável	1. Menos traumático 2. Simples 3. Menor potencial de recessão gengival.	Ausência de deslocação em caso de rutura do material.
Selectiva cadeia dupla	Tecido saudável com irritação localizada	Controlo da hemorragia e boa deslocação lateral.	Tempo adicional para a colocação.
Cadeia dupla	Inflamado tecido	Controlo da hemorragia e excelente deslocação lateral.	1. Consumo de tempo 2. Potencialmente traumático.

CAPÍTULO 6

RETRACÇÃO SEM FIOS:

Estes materiais estão disponíveis em forma de pasta e são fornecidos com um dispensador especializado para deslocar a gengiva quando injectados no sulco. São menos traumáticos do que o fio de retração convencional e são preferidos para o deslocamento da gengiva em próteses sobre implantes. São também utilizados para obter impressões digitais para a prótese CAD-CAM.[37]

São de dois tipos

1. Pasta de retração com agente hemostático

Estão disponíveis várias pastas de retração com agentes hemostáticos. Um desses materiais tem uma matriz de caulino e 15% de cloreto de alumínio. O caulino expande-se higroscopicamente quando está em contacto com o fluido crevicular e produz deslocamento. O cloreto de alumínio pode inibir a fixação do material de moldagem de poliéter e polivenilsiloxano, pelo que deve ser devidamente lavado antes de efetuar a moldagem.

2. Pasta de retração sem agente hemostático

Uma variedade de polivinil siloxanos, que geram gás hidrogénio durante a presa, induzem a expansão. O material é seringado à volta da preparação e é colocada uma tampa de algodão sobre a mesma, mantida sob pressão de mordida durante 5 minutos. À medida que o doente morde sobre a tampa, o material de silicone é empurrado para o sulco. O material de silicone forma espuma devido à libertação de hidrogénio à medida que o silicone se fixa e expande no sulco, produzindo deslocamento. O material é removido após 5 minutos.

Precauções a tomar durante a retração gengival[38]

1. Devem ser seleccionadas técnicas de retração adequadas.

2. A concentração dos produtos químicos, o seu período de contacto com os tecidos e a pressão aplicada devem ser devidamente controlados pelo cirurgião.

Os diferentes materiais disponíveis são os seguintes:

Expasyl

O Expasyl foi criado pela Satelac Pierre Rolland. Trata-se de uma consistência especialmente formulada que exerce uma pressão calculada moderada sobre a gengiva.

De acordo com Mahmoud Kazemi, a retração gengival com o método expasyl Paste causou menos lesões nos tecidos gengivais do que o fio impregnado, embora ambos proporcionem retração gengival.

1. Cloreto de alumínio - 15%, que é um agente adstringente e hemostático.

2. Caulino

3. Excipientes.

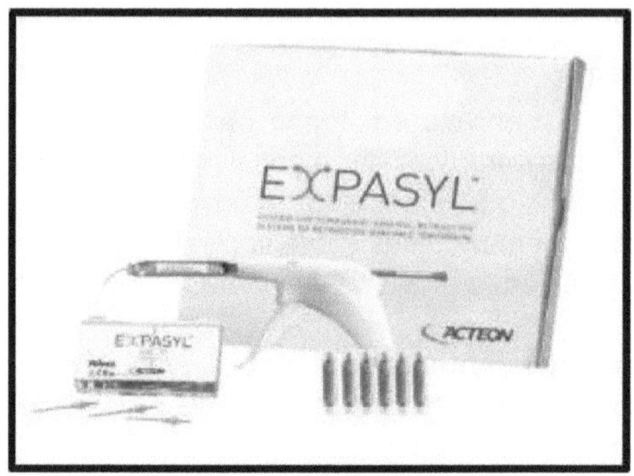
Fig. 7.1 Expasyl

Mecanismo de ação

Tem uma ação simultaneamente mecânica e química. Cria e mantém o espaço no sulco devido às características óptimas da sua viscosidade, que se deve principalmente ao seu componente caulino. Consegue a hemostase graças ao cloreto de alumínio. A expansão higroscópica do caulino, em contacto com o fluido crevicular, resulta num ligeiro deslocamento da gengiva. O tempo necessário para a retração é de 2 minutos e o alargamento do sulco alcançado é de 0,5 mm.[37]

Técnica Expasyl

A ponta do aplicador é colocada no cartucho e inserida na pistola. A pasta é injectada lentamente no sulco e deixada no local durante 1-2 minutos. O branqueamento dos tecidos indica uma deslocação adequada do tecido gengival. A pasta é removida

por pulverização de água e ar.[33]

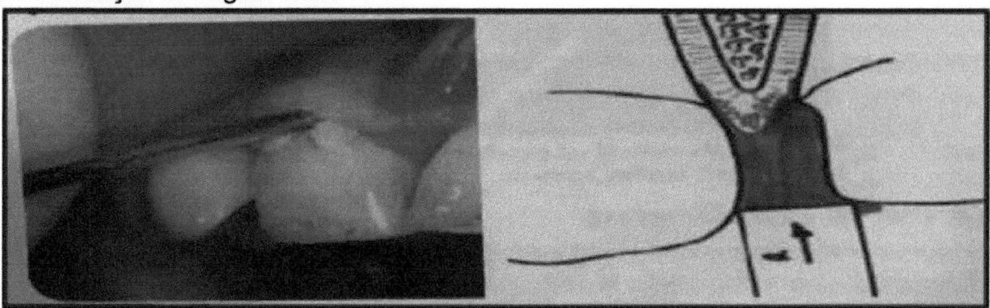
Fig. 7.2 A cânula é pressionada contra o dente e inclinada até entrar em contacto com o dente oposto.

Expasyl Power Applicator

1. Ergonómico: Melhora o acesso intra-oral. Proporciona uma extrusão suave e precisa da pasta gengival com um esforço mínimo.

2. Prático: O material é distribuído uniformemente a uma taxa de 2 a 5 mm/segundo com um simples passo no pedal e pode ser acomodado na maioria dos micromotores.

3. Preciso: A pega tipo pistola ou caneta permite uma fácil manobrabilidade e dispensa no ângulo desejado para um controlo ainda maior.

O Expasyl também pode ser utilizado antes da colocação de coroas, facetas e provisórios, preparação de restaurações de classe 2 e classe 5, colocação de grampos de dique de borracha e colocação de brackets ortodônticos.[38]

Vantagens

1. Desloca fisicamente o tecido para um bom acesso marginal.

2. É necessária uma pressão mínima segura e não há perigo de rutura da ligação epitelial.

3. Tempo e força mínimos necessários em comparação com o cordão de embalagem.

4. Controla a hemorragia e a infiltração crevicular.

Limitações

1. Caro.

2. Só é eficaz em condições específicas e limitadas.

3. A espessura da pasta tornou difícil para alguns avaliadores expressá-la no sulco.

4. As pontas dispensadoras metálicas descartáveis são demasiado grandes, tornando difícil a aplicação do Expasyl no sulco interproximal.

Precaução

É importante enxaguar abundantemente e verificar se o Expasyl foi totalmente removido do sulco, uma vez que os resíduos do ingrediente, cloreto de alumínio, podem inibir a fixação de materiais de impressão de poliéter.

Contra-indicações

1. Presença de bolsa periodontal e envolvimento da furca.

2. Alergia conhecida ao alumínio.

Espuma mágica

Dr. Dumfahrt e é o primeiro material expansível de PVS (polivinil siloxano) concebido para uma retração fácil e rápida do sulco sem a embalagem potencialmente traumática e demorada do fio de retração. É um sistema de retração sem fios não hemostático e consiste em espuma e cartuchos, pontas de mistura e intra-orais, Comprecap (3 tamanhos).[33]

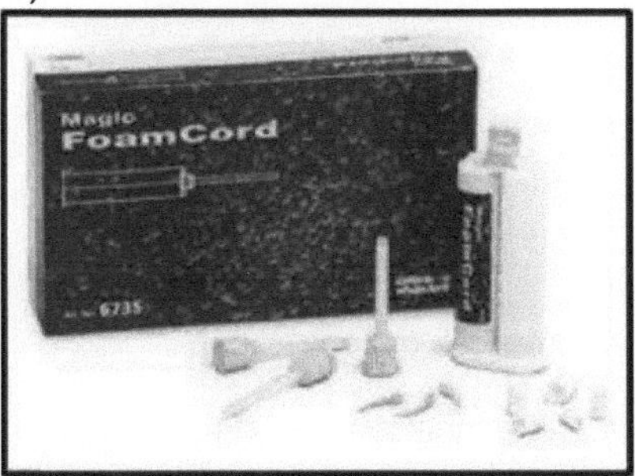

Fig. 7.3 Cordão de espuma mágica

Modo de ação

O principal modo de mecanismo é através da expansão da espuma de silicone. Quando o Comprecap é utilizado para aplicar pressão, a expansão do cordão de espuma mágica ocorre no sulco.

Técnica da espuma mágica

1. Selecionar e pré-ajustar um Comprecap para cada preparação anatómica.
2. Aplicar o cordão de espuma mágica à volta do preparo com uma seringa. Uma aplicação no sulco só é necessária quando existe uma margem de preparação subgengival profunda.
3. O material não deve ser forçado para o sulco sob pressão e devem evitar-se movimentos bruscos.
4. Colocar Comprecap sobre a preparação. Pede-se ao doente para morder durante 3-5 minutos.
5. Este procedimento tira o máximo partido da formação de espuma (ou seja, o efeito expansivo da espuma de silicone). Devido à contrapressão do Comprecap, a expansão do cordão de espuma mágica ocorre no sulco.
6. Após a colocação correcta, retire o cordão de espuma Comprecap Anatomic e Magic de uma só vez.
7. Verificar sempre se o material do cordão de espuma Magic se fixou na boca antes de o retirar.

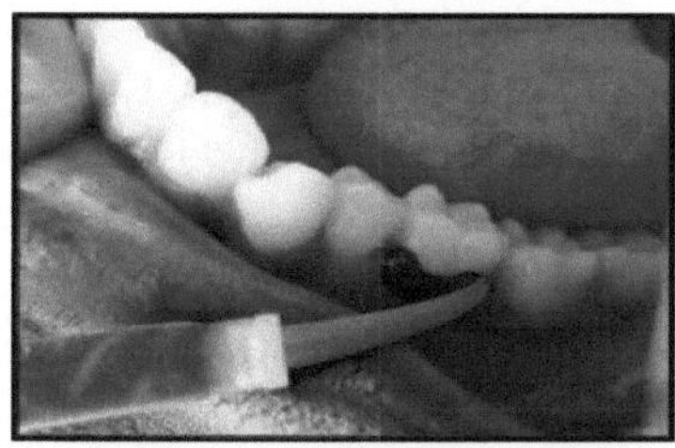

Fig. 7.4 Aplicar um cordão de espuma mágica à volta das preparações.

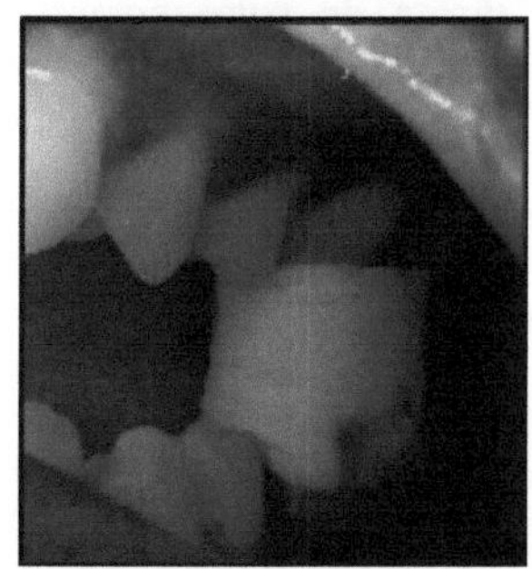

Fig. 7.5 Deixar o paciente morder o Comprecap

Vantagens

1. Método conservador e não traumático de retração gengival temporária.
2. Aplicação fácil e rápida diretamente no sulco, sem pressão nem empacotamento.
3. Confortável para o doente.
4. Não é necessário um aumento extensivo devido à ausência de produtos químicos hemostáticos que possam contaminar o local da impressão.
5. Excelente retração para impressões perfeitas.

Limitações

1. Indicações clínicas limitadas.
2. A hemostase não pode ser alcançada.
3. Relativamente caro em comparação com o cabo.
4. Não houve melhoria na velocidade ou na qualidade da retração em comparação com o cordão.
5. Menos eficaz nas margens subgengivais.

De acordo com um estudo clínico do cordão de espuma mágica realizado na Universidade de Innsbruck, Áustria, em 2006, pelo Prof. Dr. Dumfahrt H.; concluíram que o desempenho clínico comprovado do material de retração de espuma mágica é de 97% de retracções utilizáveis, o que conduz a uma impressão perfeita, em comparação com 57% de retracções utilizáveis com o Expa-syl M SDS, Kerr Sybron Dental Specialties, Orange, CA, EUA, (Comparação clínica do Expa-syl, Universidade de Friburgo, Alemanha, Manolakis).

Gingitrac[42]

É um adstringente natural suave em forma de gel. Utiliza a pressão da mordida do paciente para empurrar o material para o sulco e retrair a gengiva. Consiste numa pistola de mistura, cartucho de Gingitrac, cartucho de matriz de Gingitrac, bicos de mistura, pontas de distribuição, Gingicaps regulares, Gingicaps grandes.

Método de aplicação

Para utilização num único dente, é utilizada uma tampa (GingiCap) para aplicar pressão durante um máximo de 5 minutos após a aplicação da pasta. A tampa é primeiro enchida com a pasta, depois é colocada sobre o dente e a pasta é seringada à volta das margens. Para preparações de dentes múltiplos, utiliza-se primeiro uma moldeira de plástico com uma matriz de pasta firme sobre a qual se aplica a pasta Gingi Trac, antes de a moldeira ser colocada sobre a arcada e mantida em posição durante 3-5 minutos. Tanto para preparações de um dente como de vários dentes, a retração gengival é conseguida através da aplicação de pressão prévia. A pasta é removida antes da moldagem.

Vantagens

1. Funciona em menos de 5 minutos, sem levar as mãos à boca.
2. Retrai suavemente a gengiva sem trauma tecidular ou danos nos ligamentos.
3. Contém um adstringente suave e natural para controlar a hemorragia e a secreção.
4. O sistema de pistola de mistura automática mistura e distribui o GingiTrac.
5. Funciona com coroas individuais ou preparações de coroas múltiplas.
6. Não há limpeza.

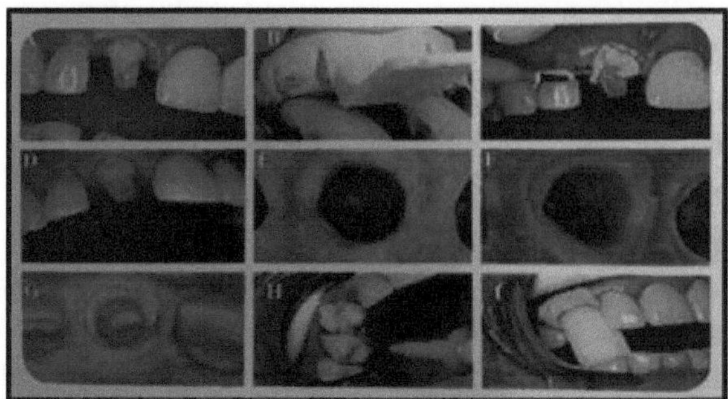

Fig. 7.6 Passos de aplicação do Gingitrac.
(A) Incisivo central superior preparado para coroa de porcelana fundida com metal. (B) Matriz GingiTrac na moldeira de plástico, criando uma impressão para a técnica de retração. (C) Aplicação da pasta de retração GingiTrac no sulco gengival da preparação da coroa do incisivo central. (D) Preparação da coroa com a gengiva suavemente retraída expondo as margens da coroa. (E) A impressão do GingiTrac demonstra o grau de retração gengival. (F) A impressão do preparo da coroa demonstra bons detalhes da margem. (G) A impressão vertida em gesso demonstra a retração gengival obtida. (H) Aplicação da pasta de retração no sulco antes de inserir a tampa de compressão. (i) Capa de compressão GingiCap colocada sobre o preparo da coroa.

Merocel
Marco Ferrari et al. descobriram em 1996 o Mercel, um material sintético extraído quimicamente de um polímero biocompatível (acetato de polivinilo hidroxilado). [42]

Mecanismo de ação
A tira Merocel expande-se devido à absorção de fluidos orais e exerce pressão sobre o tecido circundante.

Método de aplicação
A retração gengival é efectuada através da inserção de uma tira de retração Merocel com 2 mm de espessura e é inserida uma coroa provisória. Pede-se ao paciente que mantenha a pressão sobre a coroa artificial e a tira de Mercel durante 10-15 minutos.

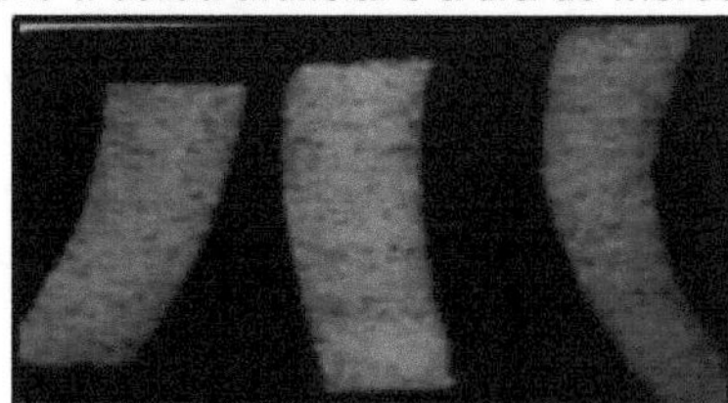

Fig. 7.7 Merocel

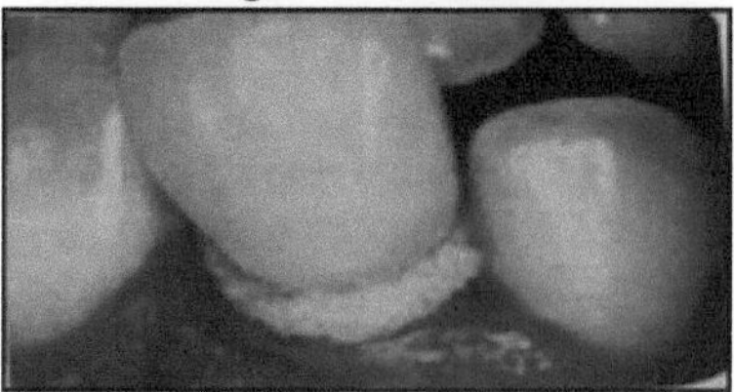

Fig. 7.8 Método de aplicação

Vantagens
1. Facilmente moldável e adaptável ao dente.
2. Altamente eficaz na absorção de fluidos orais.
3. Quimicamente puro e isento de fragmentos e detritos, pelo que não apresenta complicações pós-cirúrgicas.

CAPÍTULO 7

Métodos cirúrgicos[43]

O tecido gengival pode ser removido cirurgicamente quando a extensão apical do local da operação não é conveniente ou eficazmente conseguida por outras medidas mais conservadoras. O tecido que hipertrofiou num defeito, por exemplo, é frequentemente mais facilmente removido por cirurgia. Uma fita de tecido gengival é removida do sulco à volta das margens. É necessária apenas em casos de tecidos gengivais interferentes e desnecessários a serem removidos cirurgicamente. Além disso, é utilizada para o reposicionamento apical de todo o aparelho de fixação periodontal para criar uma gengiva livre saudável, manipulada com segurança e facilmente retraída, etc.

Eletrocirurgia

Com a técnica mecânica (cordão de retração), o tecido pode ser traumatizado e a fixação pode ser removida da superfície da raiz se for utilizada força excessiva. Durante o método mecânico-químico que utiliza um fio impregnado com produtos químicos para controlar a hemorragia, o tecido pode ser gravemente danificado durante a colocação do fio ou por irritação química.

Além disso, o acondicionamento dos cordões na preparação do quadrante é demorado e a maioria dos dentistas notou que, após a remoção dos cordões, o tecido regressa rapidamente à sua posição original, o que reduz a quantidade de material de impressão à volta da margem da preparação. O material de impressão mínimo resulta frequentemente num rasgão ou é demasiado fino para manter a sua precisão quando a impressão é vertida no gesso.

A eletrocirurgia dentária pode proporcionar uma modalidade segura e eficaz para criar um espaço no sulco gengival através da remoção de uma pequena cunha de tecido com uma ponta de elétrodo. A eletrocirurgia é utilizada como uma técnica em prótese fixa para expor linhas de acabamento subgengivais antes de fazer impressões. Um procedimento de "desbaste" cria um espaço à volta dos dentes preparados, removendo camadas superficiais de células do revestimento interno do sulco gengival. Desde 1914, a eletrocirurgia tem sido utilizada de forma rotineira em vários aspectos da medicina, incluindo a medicina dentária. A maioria dos dentistas utiliza a eletrocirurgia com sucesso numa base de rotina.18

Os métodos electrocirúrgicos utilizam uma corrente eléctrica, num procedimento de "desbaste", para remover o revestimento do sulco gengival. Este método foi introduzido por Strock e demonstrado por Klug como resultando numa perda de apenas 0,1 mm de altura gengival. Malone e Manning, Podshadley e Lundeen demonstraram que a eletrocirurgia é segura para a retração gengival se for utilizada corretamente.[43]

A utilização da eletrocirurgia foi recomendada para:

1. Alargamento do sulco gengival.
2. Controlo da hemorragia.
3. Para a remoção de tecido irritado que tenha proliferado sobre as linhas de acabamento da preparação.

As vantagens da eletrocirurgia

1. As unidades custam muito menos do que os lasers.

2. O elétrodo corta tanto nos lados como na ponta.

3. O elétrodo pode ser dobrado de acordo com as necessidades clínicas.

4. Os cortes são feitos com facilidade quando o dispositivo está corretamente ajustado.

5. A hemostase é imediata.

O corte é consistente[30]

1. A ferida é praticamente indolor após o procedimento.

2. O tecido mole tem um traumatismo mínimo.

3. A ponta é auto-desinfetante.

4. Excelente visão das margens.

5. Refinamento das margens até à profundidade pretendida no sulco após a dilatação do tecido.

6. Acesso a cáries radiculares por remoção rápida de tecido.

7. Cicatrização previsível dos tecidos.

8. Melhoria da exatidão dos materiais de impressão graças ao aumento do volume.

9. Redução do tempo de cadeira e do stress para o doente e o dentista.

10. Melhor acesso às margens para a construção das restaurações de tratamento.

11. Desconforto pós-operatório mínimo para o paciente.

As desvantagens da eletrocirurgia

1. É necessária anestesia para o corte.

2. Tanto o nome como a utilização da eletrocirurgia causam medo em alguns doentes.

3. O cheiro a carne queimada é inevitável.

4. O operador tem apenas uma noção tátil reduzida do que está a ser cortado.

5. O calor desenvolvido pelas unidades de eletrocirurgia monopolar não permite a sua utilização em torno de implantes (a utilização cuidadosa da eletrocirurgia bipolar é aceitável em torno de implantes porque produz menos calor).

6. O osso pode ser danificado.

7. A eletrocirurgia pode perturbar a ação dos pacemakers.

8. Os doentes que foram submetidos a irradiação, têm diabetes ou têm discrasias sanguíneas podem ter uma cicatrização pós-operatória deficiente.[42]

Os seguintes factos devem ser tidos em conta antes de
Tentativa de eletrocirurgia[43]

1. É contraindicado em ou perto de doentes com qualquer dispositivo médico eletrónico (por exemplo, pacemaker cardíaco, unidade TENS, bomba de insulina) ou doentes com cicatrização retardada em resultado de

2. Doença ou radioterapia.

3. Não é adequado para gengivas finas e aderentes (por exemplo, o tecido labial dos caninos superiores).

4. Não deve ser utilizado com instrumentos metálicos porque o contacto pode provocar choques eléctricos. (Estão disponíveis espelhos de plástico e tubos de evacuação).

5. É obrigatória uma anestesia profunda dos tecidos moles.

6. Um elétrodo de fio fino é o melhor para o alargamento sulcular. O contorno gengival é normalmente efectuado com um elétrodo de laço.

7. O instrumento deve ser regulado para o modo de corrente alternada não

modulada.

8. O elétrodo deve ser passado rapidamente através do tecido com um único golpe ligeiro e mantido sempre em movimento.

9. Se a ponta se arrastar, o instrumento está numa regulação demasiado baixa e a corrente deve ser aumentada.

10. Se forem visíveis faíscas no tecido, o instrumento está numa regulação demasiado elevada e a corrente deve ser reduzida.

11. Um golpe de corte não deve ser repetido num intervalo de 5 segundos.

12. O elétrodo deve permanecer livre de fragmentos de tecido.

13. O elétrodo não deve tocar em nenhuma restauração metálica. Foi demonstrado que um contacto de apenas 0,4 segundos pode provocar danos irreversíveis na polpa.

14. O sulco deve ser esfregado com peróxido de hidrogénio antes da
o cabo de deslocação é colocado.

Armamento de eletrocirurgia[44]

1. Unidade de eletrocirurgia
2. Conjunto de eléctrodos de corte
3. Alicate de algodão
4. Espelho bucal
5. Embaladora Fischer ultra-pack
6. Instrumento de enchimento de plástico DE
7. Vácuo de grande volume com ponta de plástico
8. Abaixador de língua de madeira
9. Rolos de algodão
10. Aplicador com ponta de algodão
11. Óleo aromático
12. Peróxido de hidrogénio
13. Prato Dappen
14. Esponjas de álcool (gaze, 4 x 4)
15. Cabo de retração

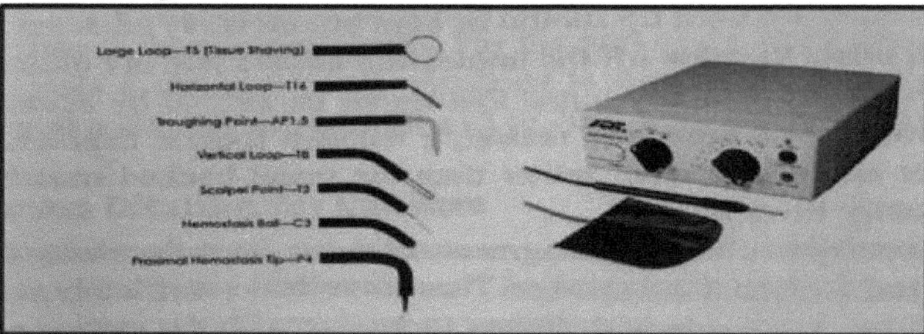

Fig. 8.1 Eléctrodos electrocirúrgicos e unidade
Técnica de eletrocirurgia[45]

Antes de efetuar um procedimento electrocirúrgico, verificar se a anestesia é profunda e reforçá-la se necessário. Com um aplicador com ponta de algodão, colocar uma gota de um óleo aromático de cheiro agradável, por exemplo, hortelã-pimenta, no bordo vermelhão do lábio superior. O seu odor ajudará a mascarar parte do odor desagradável que emana da boca durante a eletrocirurgia.

Verifique o equipamento para se certificar de que todas as ligações são sólidas. Certifique-se especialmente de que o elétrodo de corte está completamente encaixado na peça de mão. Se qualquer parte não isolada, para além da ponta de corte, estiver exposta fora do mandril da peça de mão, pode provocar uma queimadura acidental no lábio do doente.

A utilização adequada da eletrocirurgia exige que o elétrodo de corte seja aplicado com uma pressão muito ligeira e com movimentos rápidos e hábeis. A pressão necessária foi descrita como a mesma necessária para traçar uma linha com um pincel embebido em tinta sem dobrar as cerdas. É óbvio que o elétrodo está a ser guiado, e não empurrado, através do tecido.

Para evitar a penetração lateral do calor no tecido com subsequente lesão, o elétrodo deve mover-se a uma velocidade não inferior a 7 mm por segundo. Se for necessário refazer o trajeto de uma saída anterior, deve deixar-se passar 8 a 10 segundos antes de repetir a passagem. Isto minimizará a acumulação de calor lateral que pode perturbar a cicatrização normal.

Inicialmente, definir o seletor de potência para o nível recomendado pelo fabricante e fazer os ajustes necessários. À medida que o elétrodo atravessa o tecido, deve fazê-lo suavemente sem arrastar ou carbonizar o tecido. Se a ponta se arrastar e recolher pedaços de tecido aderente, a unidade foi colocada numa definição demasiado baixa. Por outro lado, se o tecido ficar carbonizado ou descolorido, ou se houver faíscas, a regulação é demasiado elevada. Se for necessário cometer um erro numa primeira fase, é preferível que a regulação seja ligeiramente mais alta. O tecido húmido é o que corta melhor. Se secar, pulverize-o ligeiramente. No entanto, evite colecções de água, pois isso aumentará a resistência e diminuirá a eficiência.

Deve manter-se sempre uma ponta de vácuo de grande volume imediatamente adjacente ao elétrodo de corte, a fim de eliminar os odores desagradáveis que se geram. A ponta deve ser de plástico, para evitar as pancadas que podem ser provocadas por um contacto acidental com o elétrodo. Pela mesma razão, deve ser utilizado um abaixador de língua de madeira ou um espelho com cabo de plástico, em vez do espelho bucal com suporte metálico que seria habitualmente utilizado.

Pare frequentemente para limpar quaisquer fragmentos de tecido do elétrodo, limpando-o com uma esponja 4 x 4 embebida em álcool. O elétrodo está completamente seguro assim que o interrutor de pé é libertado. A técnica correcta com o elétrodo de corte pode ser resumida em três pontos:

1. Definição correcta da potência
2. Passagens rápidas com o elétrodo
3. Intervalos de tempo adequados entre as pancadas.

Aumento do sulco gengival[46]

Antes de qualquer tecido ser removido, é importante avaliar a largura da faixa de gengiva aderida. A ponta de eletrocirurgia é um instrumento cirúrgico; não pode restaurar (cidade ou retentor) a gengiva perdida. Se houver mucosa alveolar não fixada demasiado perto da crista gengival, deve ser utilizada cirurgia periodontal, provavelmente sob a forma de um enxerto gengival, para restabelecer uma faixa adequada de tecido saudável e fixado.

São sugeridos eléctrodos pequenos de fio simples ou duplo para expor as linhas de acabamento. A seleção do elétrodo pode variar de acordo com o dentista, mas um elétrodo de fio fino simples é normalmente utilizado para dentes anteriores e a ansa de fio simples ou duplo para dentes posteriores, a ansa em J ou o elétrodo A.P. 1.5 podem fornecer orientação para estabelecer a profundidade da calha do tecido subgengival.

Com o elétrodo A.P. 1.5, a parte isolada do elétrodo é direccionada à volta do dente, removendo o epitélio sulcular gengival. A designação 1.5 do elétrodo A.P. 1.5 indica que a ponta de trabalho se estende 1^1 Л mm para além do isolamento. Isto oferece uma incisão precisa e uniforme de 1^1 Л mm de profundidade do sulco.

A extremidade curta do elétrodo de ansa em J tem 1,5 mm e a parte exposta do elétrodo A.P. 1,5 tem o mesmo comprimento. A profundidade pode então ser controlada pela quantidade de elétrodo visível acima da crista do tecido. Por exemplo, para uma profundidade de calha de 0,75 mm, 0,75 mm da ansa em J ou do elétrodo A.P. 1.5 devem ser empurrados para a crista gengival à medida que a calha é estabelecida. O lado mais curto da ansa em J está mais afastado do dente. Uma desvantagem da ansa em J é a limpeza do lado curto do elétrodo entre aplicações. A extremidade curta fica presa na gaze de 4" x4" almofadas utilizadas para limpar o elétrodo.

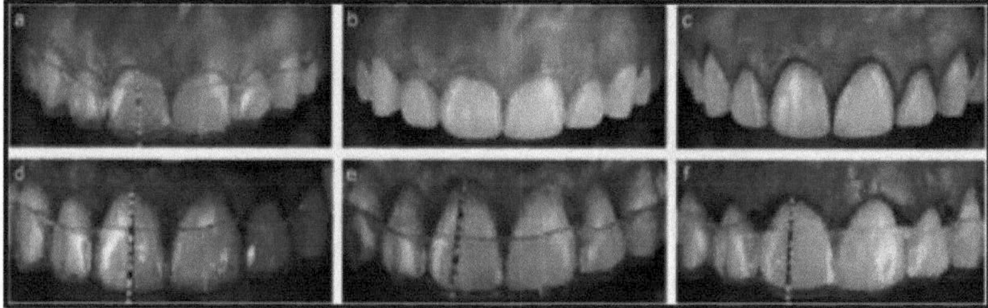

Fig. 8.2 Aumento do sulco gengival

Restaurações anteriores

A exposição da margem de preparação para restaurações individuais ou múltiplas nos dentes anteriores é muito exigente. O tecido é mais fino na crista gengival do que nos dentes posteriores. Para os incisivos centrais e laterais maxilares e mandibulares, sugere-se um elétrodo de ponta de fio único. A ponta do elétrodo é mantida paralela ou num ângulo ligeiramente agudo (15 a 200) com o dente, e é criado o canal.[41]

Dilatação do tecido anterior para caninos[45]

A deslocação dos tecidos à volta dos caninos é normalmente abordada com uma técnica de calha modificada. Uma vez que o tecido do canino é mais afiado do que o de outros dentes anteriores, é utilizada uma ponta de fio reto de um elétrodo de ansa média em ângulo reto com o tecido. A borda da margem é embotada na superfície facial e o canal é estabelecido.

Esta técnica resulta numa margem gengival mais espessa e remove a margem de tecido fino que encolhe independentemente do método de deslocação do tecido.

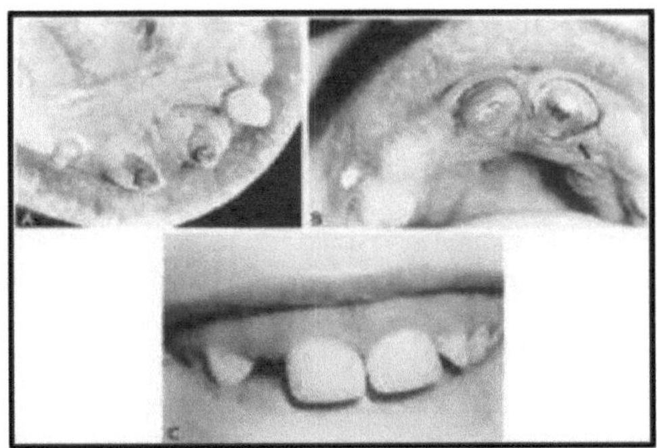

Fig. 8.3 Dilatação dos tecidos anteriores para caninos

Restaurações posteriores

A técnica de dilatação electrocirúrgica de tecidos para dentes posteriores é semelhante à dos dentes anteriores. O tecido gengival é normalmente mais espesso e uma ligeira exposição da margem de uma coroa ou retentor não é tão crítica. A utilização de eléctrodos de fio simples ou duplo segue os mesmos princípios que para os dentes anteriores. Inicialmente, o elétrodo J-loop pode ser utilizado mais cedo para medir a profundidade do sulco.

Com a unidade de eletrocirurgia desligada, o elétrodo é mantido sobre o dente a ser operado e os cursos de corte são traçados sobre o tecido. Premir o interrutor de pé antes de entrar em contacto com o tecido e, em seguida, mover o elétrodo através da primeira passagem.

Um dente inteiro deve ser englobado em quatro movimentos separados: facial, mesial, lingual e distal a uma velocidade não inferior a 7 mm por segundo.

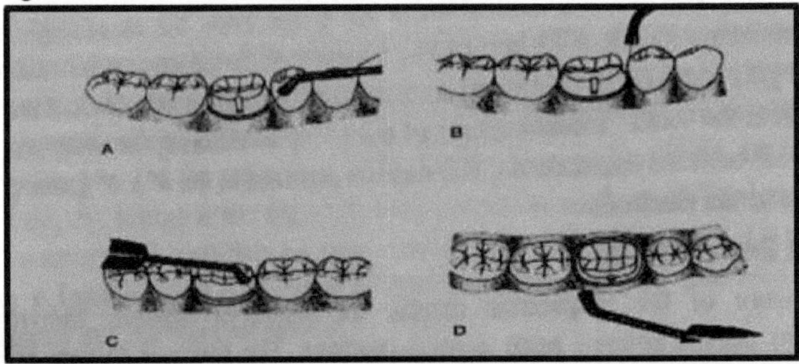

Fig. 8.4 Cortes para o alargamento do sulco gengival e realizados com um pequeno elétrodo reto, sem repetir nenhum golpe até que todos os outros da série tenham sido realizados: A-facial, B-mesial, C-lingual, D-distal.

Se for necessário efetuar uma segunda passagem em qualquer área, aguarde 8 a 10 segundos antes de repetir a passagem. Isto minimizará a produção de calor lateral. Limpar os resíduos de tecido da ponta do elétrodo após cada passagem. Utilizar uma bola de algodão embebida em peróxido de hidrogénio para limpar os resíduos do sulco. Normalmente, obtêm-se melhores resultados se o cordão de retração for colocado de forma solta no sulco alargado antes de se fazer a impressão.

Remoção de uma braçadeira edêntula [47]

Frequentemente, os remanescentes da papila interdentária adjacente a um espaço edêntulo formam um rolo ou manguito que dificulta o fabrico de um pôntico com embrasures limpos e conectores fortes. Antes de um pôntico ser fabricado, um rebordo edêntulo deve ser examinado cuidadosamente. Se existirem cuffs, estes devem ser removidos. Malone e Manning descobriram, num estudo comparativo bilateral de gengivoplastia em 10 pacientes, que não havia diferença na cicatrização entre a cirurgia convencional e a eletrocirurgia. É utilizado um elétrodo de laço grande para planear a remoção do grande rolo de tecido. Quando este elétrodo maior é utilizado, é necessário um ajuste de potência mais elevado da unidade.

Alongamento da coroa[39]

Há circunstâncias em que pode ser desejável ter uma coroa clínica mais longa do que a atual num dente. Se houver uma faixa suficientemente larga de gengiva aderida à volta do dente, isto pode ser conseguido com uma gengivectomia utilizando um elétrodo de diamante. É frequentemente necessário efetuar uma segunda série de cortes para produzir um bisel à volta do primeiro. Isto produzirá um melhor contorno do tecido sem arestas difíceis de limpar perto do dente. Este "bisel" também deve ser efectuado apenas na gengiva aderente. Quando a cirurgia deixa uma ferida pós-operatória extensa, como neste caso, é necessário colocar um penso periodontal, que deve ser mudado em cerca de 7 dias.

O dente alongado que resulta desta cirurgia deve permitir uma melhor retenção para qualquer coroa colocada sobre ele, com a colocação da margem numa área do dente mais acessível para limpeza. Se a faixa de gengiva anexa for demasiado estreita, deve ser alargada com um enxerto ou deve ser feita uma restauração alternativa para o dente.

Vários estudos indicaram uma redução permanente da crista gengival de 0,1 a 0,6 mm, o que pode ou não ser um problema, porque as margens estão normalmente 0,5 a 1,0 mm abaixo da crista. Não se registou qualquer migração apical significativa e a cicatrização requer 16 a 24 dias. 70% do crescimento da gengiva perdida ocorre em 1 mês. As compressas periodontais não afectam a cicatrização e o procedimento parece ser muito mais doloroso no pós-operatório nas áreas do terceiro molar e do palato anterior.

A eletrocirurgia não deve ser feita na presença de gases inflamáveis.

Também foram relatadas marcas de queimadura na superfície da raiz onde o elétrodo tocou o dente, recessão significativa e uma ligeira perda de crista óssea. Em suma, quando as variáveis são controladas, a eletrocirurgia é um meio seguro e eficaz de expor as margens cervicais de dentes preparados.[41]

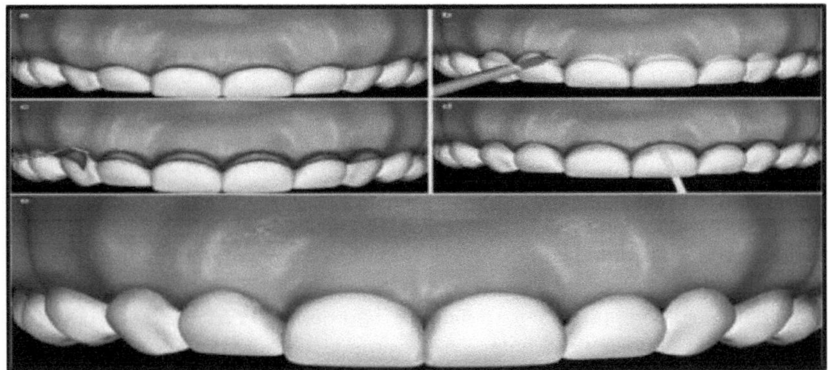

Fig. 8.5 Alongamento da coroa

Electrocautério não é eletrocirurgia

Os termos "electrocauterização" e "eletrocirurgia" são frequentemente utilizados como sinónimos;

No entanto, estes termos definem duas modalidades nitidamente diferentes.

1. **Electrocauterização:** utilização de eletricidade para aquecer um objeto que é depois utilizado para queimar um local específico. Os ferros de engomar são um bom exemplo desta tecnologia. Em cirurgia, um fio quente é o exemplo mais frequente de electrocauterização.

2. **Eletrocirurgia:** a corrente eléctrica aquece o tecido. A corrente deve atravessar o tecido para produzir o efeito desejado.

A corrente alternada flui através do doente. A corrente entra no corpo a uma densidade elevada e sai do corpo a uma densidade baixa.

Curetagem gengival rotativa[48]

A curetagem gengival rotativa é uma técnica de "desbaste", cujo objetivo é produzir uma remoção limitada do tecido epitelial no sulco enquanto se cria uma linha de acabamento em chanfro na estrutura dentária. A técnica, que também tem sido chamada de "gingitage", é usada com a colocação subgengival de margens de restauração. Tem sido comparada com a curetagem periodontal, mas a lógica para a sua utilização é decididamente diferente. A curetagem periodontal é utilizada para remover o tecido doente do sulco para permitir a reepitelização e a cicatrização.

A remoção do epitélio do sulco através da curetagem rotativa é conseguida com pouco trauma detetável nos tecidos moles, embora o dentista tenha uma sensação tátil reduzida. No entanto, a curetagem rotativa deve ser efectuada apenas em tecido saudável e sem inflamação, para evitar a contração do tecido que ocorre quando o tecido doente cicatriza.

O conceito de utilização da curetagem rotativa foi descrito por Amsterdam em 1954. A técnica foi desenvolvida por Hansing e posteriormente alargada por Ingraham. A adequação da gengiva para a utilização deste método é determinada por três factores.

1. Ausência de hemorragia à sondagem, menor profundidade do sulco.
2. Profundidade do sulco inferior a 3,0 mm, e

3. Presença de gengiva queratinizada adequada, que é determinada pela inserção de uma sonda periodontal no sulco. Se o segmento da sonda no sulco não puder ser visto, há tecido queratinizado suficiente para empregar a curetagem rotatória. Kamansky et al. verificaram que os tecidos palatinos espessos responderam melhor à técnica do que os tecidos mais finos na face dos dentes anteriores superiores.

Em conjunto com a redução axial, uma linha de acabamento do ombro é preparada ao nível da crista gengival com um diamante cónico de ponta plana. Em seguida, um diamante torpedonado de granulação 150 a 180 é utilizado para estender a linha de acabamento apicalmente, com metade a dois terços da profundidade do sulco, convertendo a linha de acabamento num chanfro.

Utiliza-se um jato de água generoso durante a preparação da linha de acabamento e a curetagem da gengiva adjacente. Coloca-se suavemente um fio impregnado com cloreto de alumínio ou alúmen para controlar a hemorragia. O fio é removido após 4 a 8 minutos, e o sulco é cuidadosamente irrigado com água. Esta técnica é adequada para utilização com hidrocolóide reversível.

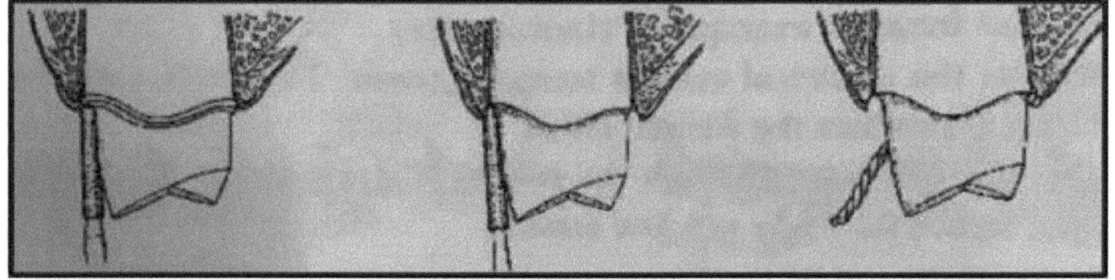

Fig. 8.6 Antes da curetagem rotativa, forma-se um ombro ao nível do

crista gengival[48] Foram efectuados vários estudos para comparar a eficácia e a cicatrização de feridas da curetagem rotativa com as das técnicas convencionais. Kamansky e os seus colaboradores relataram menos alterações no deslocamento gengival utilizando o fio de retração. Com a curetagem, houve uma rutura aparente do epitélio apical sulcular e de inserção, resultando num reposicionamento apical e num aumento da profundidade do sulco. No entanto, as alterações foram muito pequenas e não foram consideradas clinicamente significativas.

Tupac e Neacy não encontraram diferenças histológicas significativas entre o fio de retração e a curetagem rotativa. Ingraham et al. relataram ligeiras diferenças na cicatrização entre a curetagem rotativa, o tamponamento por pressão e a eletrocirurgia em diferentes intervalos de tempo após a preparação e moldagem do dente. No entanto, a cicatrização completa ocorreu em 3 semanas com todas as técnicas.

A sensação tátil é fraca quando se utilizam diamantes nas paredes sulculares, o que pode produzir um aprofundamento do sulco. A técnica também pode destruir o periodonto se for utilizada incorretamente, o que faz com que este método seja provavelmente melhor utilizado apenas por dentistas experientes.[48]

Cirurgia a laser[39]

A redução de tecidos moles com lasers no campo da medicina dentária tem sido objeto de intenso escrutínio nos últimos anos. Os lasers começaram a ser utilizados em aplicações protéticas apenas nos últimos anos, e a sua aplicação no tecido gengival foi possível sobretudo devido à utilização de fogos ópticos flexíveis (os diâmetros mais utilizados variam entre 320 e 400 microns para aplicações protéticas), garantindo uma elevada precisão da ação do laser ao nível do sulco crevicular.

O condicionamento do sulco com ação laser é um método inovador no processo de restauração com prótese fixa, e o interesse crescente dos operadores pelas suas propriedades traumáticas tornou possível o seu desenvolvimento.

O aparecimento do sistema laser ocupa um lugar especial na história das inovações científicas, tendo os primeiros sistemas laser operacionais sido desenvolvidos no início da década de 60. O laser foi proposto como mecanismo pelos médicos americanos Hard Townes e Arthur L. Schawlow, em 1953. A sua realização foi um "Maser Optic", um dispositivo que, pela primeira vez, podia emitir luz visível e não micro-ondas. Com base nesta ideia, foi criado o primeiro laser, cujo desenvolvimento se baseou na utilização dos conhecimentos adquiridos no domínio das micro-ondas. Em 1960, o físico Theodor Maiman fabricou o primeiro dispositivo laser, utilizando um rubi sintético. A luz vermelha emitida por esse protótipo era 107 vezes mais forte do que a luz solar.

A radiação possuía apenas um único comprimento de onda e propagava-se quase paralelamente, ao longo de um determinado eixo. Em 1961, W.R. Bennet e D.R. Heriott elaboraram o primeiro laser com hélio-néon; um ano mais tarde, apareceu o laser com semicondutores; e Ion Agarbiceanu realizou o primeiro laser atómico romeno, com He-Ne. Em 1964, Patel produziu o primeiro laser com CO2, sendo 1968 o ano em que, na Roménia, foi concluído o primeiro laser com CO2 e Nd.

Em comparação com outras técnicas de retração, os lasers de díodo com um comprimento de onda de 980 nanómetros e os lasers de neodímio: ítrio-alumínio-garnet (Nd: YAG) com um comprimento de onda de 1064 nm são menos agressivos, provocam menos hemorragia e resultam numa menor recessão em torno dos dentes naturais (2,2% versus 10,0%). As propriedades dos lasers dependem em grande medida do seu comprimento de onda e das características da forma de onda.

A utilização de lasers Nd:YAG é contra-indicada perto de superfícies de implantes, porque tendem a absorver energia, o que faz com que aqueçam e transmitam o calor ao osso.

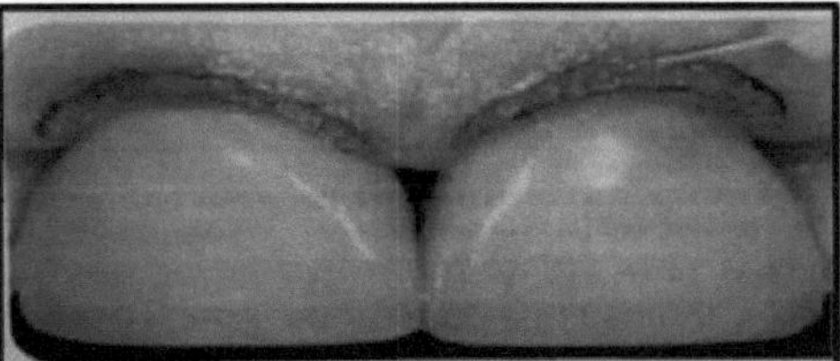

Fig. 8.7 Os lasers de díodo proporcionam um controlo insuperável por parte do operador, permitindo

traçado preciso de um desenho de incisão pré-estabelecido.

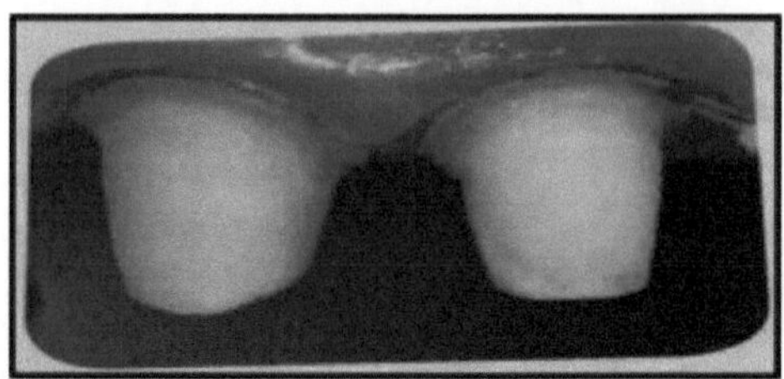

Fig. 8.8 O desbaste gengival com o laser de díodo expõe as linhas de acabamento, proporcionando uma excelente hemostase. A transferência de calor para a crista alveolar deve ser cuidadosamente monitorizada.

No tratamento de tecidos moles, existe o risco de acumulação de resíduos carbonizados na extremidade da fibra, o que reduz a sua capacidade de secção. Por este motivo, é necessário efetuar uma limpeza regular da fibra.

As vantagens dos lasers para o corte de tecidos moles:[39,48]

1. A sua utilização requer um mínimo ou nenhuma anestesia.
2. Não danificam os tecidos duros dos dentes.
3. A sua utilização criteriosa não prejudica a polpa dentária.
4. Devido ao facto de produzirem pouco ou nenhum calor, podem ser utilizados à volta de implantes dentários.
5. São antimicrobianos.
6. Removem as endotoxinas das superfícies das raízes.
7. Há cada vez mais provas de que a utilização do laser pode ser uma terapia positiva para a doença periodontal.

As desvantagens dos lasers para o corte de tecidos moles:

1. O custo do laser é significativamente mais elevado do que o das unidades de eletrocirurgia típicas
2. A maior parte das técnicas sugeridas para o laser coincidem com as da eletrocirurgia, muito menos dispendiosa.
3. Devido ao perigo potencial da luz laser, a utilização do laser requer um período de aprendizagem e precauções rigorosas.
4. O laser pode causar lesões oculares, pelo que são necessários óculos de proteção durante a sua utilização.
5. O corte com lasers é normalmente mais lento do que com eletrocirurgia.
6. Há um odor a carne queimada.
7. Algumas técnicas são demoradas,
8. Os gases combustíveis devem ser desligados durante a utilização do laser
9. A pluma de laser requer a utilização de uma máscara facial de alta filtração, devido à possível presença de agentes patogénicos na pluma.

Comparação de três métodos de corte de tecidos moles:[49]

Métodos de corte de tecidos			
Medidas	**bisturi**	**Eletrocirurgia**	**Laser de díodo**
Hemostase	Não	Sim	Sim
Tempo de cicatrização	Menos	Moderado a longo	Moderado a longo
Custo	Menos	Moderado	Elevado

Largura de corte (média)	Menos	Moderado	Mais largo
Fumo produzido	Nenhum	Sim	Sim (pluma de laser)
Necessidade de anestesia	Sim	Sim	Em alguns casos

Técnicas de retração gengival[18,26,39,40]

Métodos de retração	Vantagens	Desvantagens
Mecânica 1. Cordão 2. Técnica do cordão simples e duplo	1. Barato 2. Obtém-se um grau variável de retração. 3. Pode ser utilizado com um adjuvante químico.	1. Doloroso 2. Colapso rápido do sulco após a remoção. 3. Risco de traumatizar a fixação epitelial. 4. Risco de contaminação sulcular.
Quimiomecânica Epinefrina	1. Hemostático 2. Vasoconstritor	1. Efeitos sistémicos - Síndrome da epinefrina. 2. Risco de inflamação do manguito gengival.
Agentes simpaticomiméticos sintéticos	1. Hemostático 2. Vasoconstritor 3. Mais eficaz do que a epinefrina e com menos efeitos sistémicos.	1. Risco de inflamação do manguito gengival. 2. Hiperemia de ricochete 3. Risco de necrose dos tecidos
Método cirúrgico **Laser**	1. Excelente hemostase 2. O laser de dióxido de carbono é seguro para implantes, uma vez que é refletido pelo metal. 3. Redução da retração dos tecidos 4. Relativamente indolor 5. Sulco esterilizado	1. O laser de neodímio-atrio-alumínio-garnet está contraindicado em implantes. 2. O laser de CO2 não fornece feedback tátil, o que acarreta o risco de danificar o epitélio juncional.

A.) CORDÃO DE ESPUMA MÁGICO (COLTENE/WHALEDENT)

O Magic Foam Cord é, alegadamente, o primeiro material de polissiloxano vinílico expansível concebido para a retração do sulco gengival sem o empacotamento potencialmente traumático e demorado do cordão de retração.

É um sistema de retração sem fios não hemostático e é composto por espuma e cartuchos, pontas misturadoras e intra-orais, e comprecaps disponíveis em três tamanhos.[29,36]

CAPÍTULO 8

Métodos recentes de retração de tecidos

MODO DE ACÇÃO:

O mecanismo principal é a expansão da espuma de silicone. Quando o comprecap é utilizado para aplicar pressão, a expansão do cordão de espuma mágica ocorre no sulco.

TÉCNICA:

* Selecionar e pré-ajustar um Comprecap anatomic para cada preparação.
* Aplicar Magic FoamCord à volta do preparo com uma seringa. Uma aplicação no sulco só é necessária quando existe uma margem de preparação subgengival profunda.
* Não forçar o material para dentro do sulco sob pressão e evitar movimentos bruscos.
* Colocar Comprecap sobre a preparação. Pedir ao doente para morder durante 3 a 5 minutos
* Este procedimento optimiza a formação de espuma (ou seja, o efeito expansivo da espuma de silicone). Devido à contrapressão do Comprecap, a expansão do Magic FoamCord ocorre no sulco.
* Após a colocação correcta, retire o cordão de espuma anatómico e mágico Comprecap numa só peça.
* Verificar sempre se o material do Magic FoamCord assentou na boca antes de o retirar.

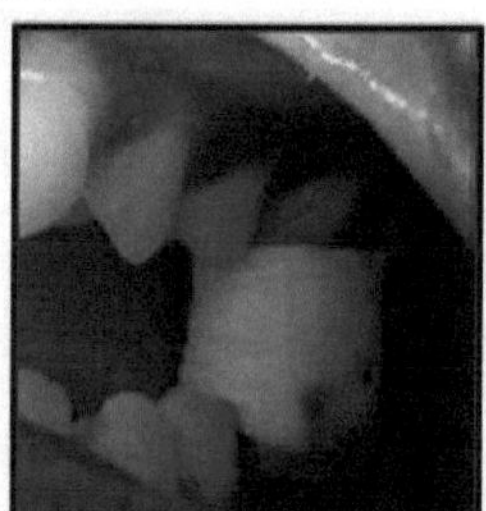 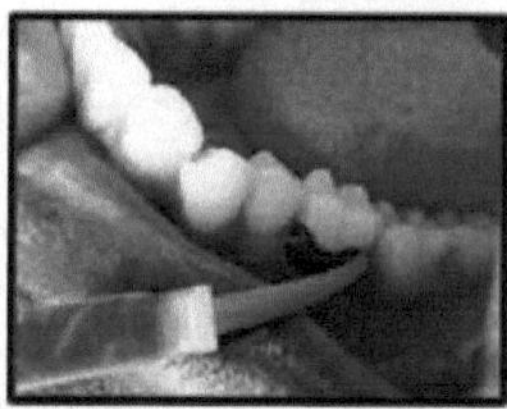

Fig 9.1 Cordão de espuma mágica Fig 9.2 Aplicar o cordão de espuma mágica à volta das preparações [36]

VANTAGENS:

* Método conservador e não traumático de retração gengival temporária
* Aplicação fácil e rápida diretamente no sulco, sem pressão ou empacotamento
* Não é necessária uma lavagem extensa devido à ausência de produtos químicos hemostáticos que possam contaminar o local da impressão.
* Tempo de trabalho adequado.

B.) EXPASYL (KERR)[36]

Inicialmente descrito por P. Lesage, um cirurgião-dentista francês, um novo produto de retração gengival, inicialmente conhecido como "pasta PRG", foi lançado em 1999 pelo laboratório Pierre Rolland com o nome de EXPASYL .

Expasyl é uma pasta de retração gengival universalmente aceite e amplamente utilizada. É composta por três materiais: Cloreto de alumínio (15 %), caulino e excipiente.

Dependendo da situação clínica e do número de dentes, podem ser efectuadas quatro a dez preparações com uma única cápsula.

Segundo Mahmoud Kazemi, a retração gengival com o método da pasta expasyl causou menos lesões nos tecidos gengivais do que o fio impregnado, embora ambos proporcionem retração gengival.

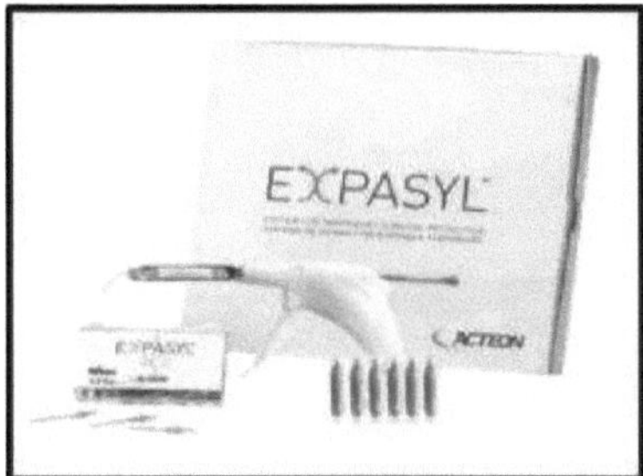

Fig. 9.3 Expasyl

MECANISMO DE ACÇÃO:

Tem uma ação simultaneamente mecânica e química. Cria e mantém o espaço no cus devido às características óptimas da sua viscosidade, que se deve principalmente ao seu componente caulino. Consegue a hemostase devido ao cloreto de alumínio. O tempo necessário para a retração é de 2 minutos e o alargamento do sulco é de 0,5 mm.

TÉCNICA:

A pasta é espessa, firme e viscosa para permitir uma deslocação fácil e rápida dos tecidos, e o cloreto de alumínio controla simultaneamente a hemorragia. É injectada diretamente no sulco gengival (Figura 4) a partir de uma seringa pré-carregada a uma velocidade recomendada de 2 mm por segundo, utilizando uma pressão não prejudicial de 0,1N/nm

Se necessário, isto pode ser seguido de uma ligeira compactação da pasta com um instrumento de plástico ou uma bolinha de algodão para assegurar que a pasta está completamente no sulco. A pasta é deixada no sulco durante um a dois minutos se o tecido for fino, ou três a quatro minutos se o tecido mole for mais espesso. Esta pressão é suficiente para obter uma abertura do sulco de 0,5 mm durante dois minutos.

Após este período, o sulco será expandido e a pasta deve ser removida, enxaguando suavemente e secando o local antes da impressão. É importante enxaguar abundantemente e verificar se o Expasyl foi totalmente removido do sulco, uma vez que os resíduos do ingrediente, cloreto de alumínio, podem inibir a fixação dos materiais de moldagem de poliéter.[33,36]

VANTAGENS:

• Desloca fisicamente o tecido para um bom acesso marginal.

• É necessária uma pressão mínima segura e não há perigo de rutura da ligação epitelial.

• Tempo e força mínimos necessários em comparação com o cordão de

embalagem.
* Controla a hemorragia e a infiltração crevicular

C.) GINGITRAC (CENTRIX)

O GingiTrac utiliza uma seringa pré-carregada para aplicar a pasta à volta das margens (Figura). A pasta contém um adstringente e, se necessário, pode ser aplicado um agente hemostático antes da aplicação do GingiTrac.[29,22]

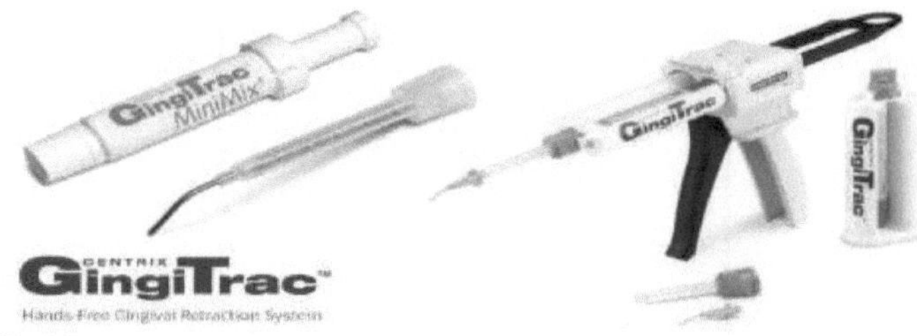

Fig. 9.4 Gingitrac

TÉCNICA:

Para utilização num único dente, é utilizado um GingiCap para aplicar pressão durante um máximo de 5 minutos após a aplicação da pasta (Figura 6). A tampa é primeiro preenchida com a pasta, depois é colocada sobre o dente e a pasta é aplicada com uma seringa à volta das margens. Para preparações de dentes múltiplos, utiliza-se primeiro uma moldeira de plástico com uma matriz de pasta firme sobre a qual a pasta GingiTrac é injectada antes de a moldeira ser colocada sobre a arcada e mantida em posição durante 3-5 minutos.

Tanto para preparações de um dente como de vários dentes, a retração gengival é conseguida através da aplicação de pressão prévia. A pasta é removida antes da realização de uma impressão.

VANTAGENS:
* Funciona em menos de 5 minutos
* Retrai suavemente a gengiva sem trauma tecidular
* Contém um adstringente suave e natural para controlar a hemorragia
* O sistema de pistola de mistura automática mistura e distribui.[22]

GingiTrac
* Funciona com coroas individuais ou preparações de coroas múltiplas
* Não é necessário efetuar qualquer limpeza.[36]

LASERS[39]

O aparecimento do sistema laser ocupa um lugar especial na história das inovações científicas, tendo os primeiros sistemas laser operacionais sido desenvolvidos no início da década de 60. O laser foi proposto como mecanismo pelos médicos americanos Hard Townes e Arthur L. Schawlow, em 1953. A sua realização foi um "Maser Optic", um dispositivo que, pela primeira vez, podia emitir luz visível e não micro-ondas. Com base nesta ideia, foi criado o primeiro laser, cujo desenvolvimento se baseou na utilização dos conhecimentos adquiridos no domínio das micro-ondas. Em 1960, o físico Theodor Maiman fabricou o primeiro dispositivo laser, utilizando um rubi sintético. A luz vermelha emitida por esse protótipo era 107 vezes mais forte do que a luz solar. [43]

A radiação possuía apenas um único comprimento de onda e propagava-se quase paralelamente, ao longo de um determinado eixo. Em 1961, W.R. Bennet e D.R. Heriott elaboraram o primeiro laser com hélio-néon; um ano mais tarde, apareceu o laser com semicondutores; e Ion Agarbiceanu realizou o primeiro laser atómico romeno, com He-Ne. Em 1964, Patel produziu o primeiro laser com CO2, sendo 1968 o ano em que, na Roménia, foi concluído o primeiro laser com CO2 e Nd.

Em comparação com outras técnicas de retração, os lasers de díodo com um comprimento de onda de 980 nanómetros e os lasers de neodímio: ítrio-alumínio-garnet (Nd: YAG) com um comprimento de onda de 1064 nm são menos agressivos, provocam menos hemorragia e resultam numa menor recessão em torno dos dentes naturais (2,2% versus 10,0%). As propriedades dos lasers dependem em grande parte do seu comprimento de onda e das características da forma de onda. A utilização de lasers Nd:YAG é contra-indicada perto de superfícies de implantes, porque tendem a absorver energia, o que faz com que aqueçam e transmitam o calor ao osso.[39]

As vantagens dos lasers para o corte de tecidos moles:[46,48]

1. A sua utilização requer um mínimo ou nenhuma anestesia.
2. Não danificam os tecidos duros dos dentes.
3. A sua utilização criteriosa não prejudica a polpa dentária.
4. Devido ao facto de produzirem pouco ou nenhum calor, podem ser utilizados à volta de implantes dentários.
5. São antimicrobianos.

As desvantagens dos lasers para o corte de tecidos moles:

1. O custo do laser é significativamente mais elevado do que o das unidades de eletrocirurgia típicas.
2. A maior parte das técnicas sugeridas para o laser coincidem com as da eletrocirurgia, muito menos dispendiosa.
3. Devido ao perigo potencial da luz laser, a utilização do laser requer um período de aprendizagem e precauções rigorosas.
4. O laser pode causar lesões oculares, pelo que são necessários óculos de proteção durante a sua utilização.
5. O corte com lasers é normalmente mais lento do que com eletrocirurgia.[39]

CAPÍTULO 9

Várias técnicas de impressão

Uma restauração dentária bem sucedida depende principalmente da exatidão das impressões dentárias. Um molde é uma impressão ou réplica negativa.

A técnica indireta para o fabrico de inlays, onlays, coroas e próteses parciais fixas tem sido uma bênção para a prática dentária. Não é possível nem desejável fazer moldes para próteses parciais fixas diretamente na boca. Por conseguinte, é necessário obter um molde ou modelo dos tecidos, que deve ser uma réplica exacta do dente preparado na boca.

Para um dentista, é muito importante selecionar uma técnica de moldagem adequada utilizando materiais apropriados para obter um modelo tão exato quanto possível. Por conseguinte, é importante conhecer as propriedades dos vários materiais de moldagem e o seu efeito quando utilizados com diferentes técnicas de moldagem. Isto ajudará a selecionar uma técnica que proporcione o máximo de benefícios dentro dos materiais e técnicas disponíveis.

Existem várias técnicas de moldagem desenvolvidas para produzir duplicados tão exactos quanto possível. A exatidão de uma impressão depende dos materiais utilizados para a realização da impressão, bem como das técnicas. Cada técnica tem as suas próprias vantagens e inconvenientes.[51]

Estão a ser realizados muitos estudos para desenvolver técnicas mais precisas com várias combinações de materiais. No entanto, ainda não foi desenvolvida uma técnica que proporcione 100% de exatidão. Este artigo tem como objetivo rever todas as técnicas disponíveis de moldagem em prótese fixa.[52]

Várias técnicas de impressão[53]

Existem várias técnicas para efetuar impressões de próteses parciais fixas (FPD), nomeadamente

i.   Impressão de lavagem de massa
ii. Impressão de duas fases
iii. Impressão monofásica
iv. Técnica de laminado de hidrocolóide
v.   Técnica de moldagem com fita de cobre
vi. Moldagem com talas adaptadas a vácuo
vii. Impressão com coroas pré-moldadas
viii. Técnica de impressão de arcada dupla

Algumas técnicas de impressão recentes

i.   Impressão de mordida de controlo funcional
ii. Sistema de impressão Matrix
iii. Técnica de coping de impressão de gesso
iv. Impressões digitais[54]

i. Impressão de massa de vidraceiro

Esta é uma técnica de moldagem com moldeira de stock. Existem dois métodos para efetuar uma impressão em massa de vidraceiro

1. Impressão de massa de vidraceiro-lavagem numa só etapa/mistura única
2. Impressão de lavagem de massa de dois passos/dupla mistura.

Impressão de massa de vidraceiro-lavagem de uma etapa/mistura única
Neste procedimento, ambos os materiais (corpo leve e massa) são utilizados
simultaneamente. O material de massa é colocado na bandeja de stock. O material
do corpo de luz é aplicado com uma seringa à volta da preparação do dente. É feita
uma moldagem de boca inteira utilizando a moldeira carregada.[52]

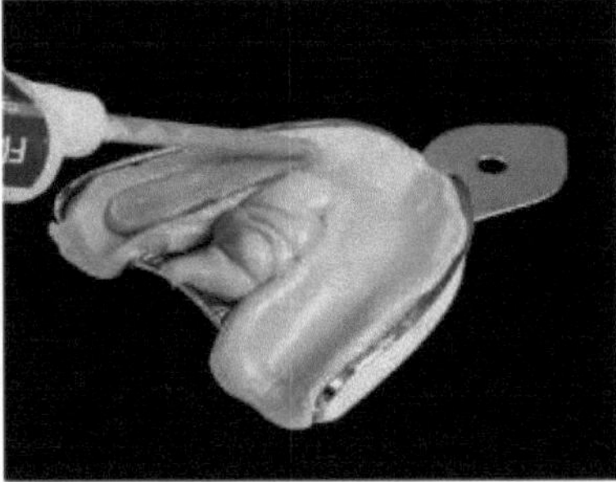

**Fig 10.1 Impressão de uma etapa/mistura única de massa de vidraceiro e
lavagem**

Impressão de lavagem de massa de dois passos/dupla mistura
Neste procedimento, a moldagem com massa de vidraceiro é efectuada numa
moldeira adequada e, em seguida, o material do corpo de luz é aplicado com uma
seringa sobre a moldagem com massa de vidraceiro e também sobre a preparação
do dente. O espaço para o material de corpo de luz é criado colocando a folha de
polietileno como espaçador antes de fazer a impressão de massa ou raspando o
material com uma lâmina BP ou uma broca redonda.[55]

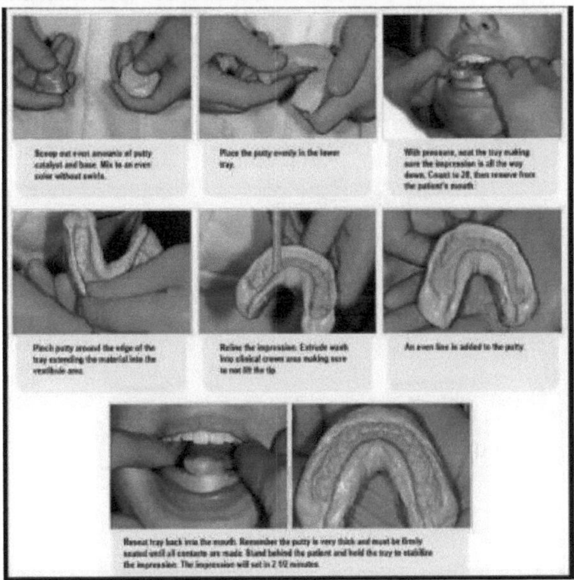

**Fig. 10.2 Etapas da impressão de lavagem de massa de dois passos/dupla
mistura**

Vantagens:
1. Elimina o tempo e o custo de fabrico do tabuleiro de custódia.
2. Os tabuleiros metálicos são rígidos e menos susceptíveis de deformação.
Desvantagens:
1. É necessário mais material de impressão.
2. Os tabuleiros metálicos devem ser esterilizados.
3. A espessura do material de impressão será irregular, pelo que poderá ocorrer uma contração irregular da polimerização."

II. Impressão de fase dupla:[56]

Também designada por **"técnica de moldagem com moldeira personalizada"** ou **"técnica de moldagem laminada simples"**

A moldagem mais exacta é normalmente obtida utilizando silicone de adição de corpo pesado e corpo leve em conjunto com uma moldeira rígida personalizada e uma técnica clínica meticulosa. No entanto, estes materiais podem ser utilizados numa moldeira rígida de stock. Nesta técnica, o material de corpo leve (tipo wash) é laminado numa camada fina sobre a superfície do material de corpo pesado e imediatamente posicionado sobre o preparo. O objetivo desta laminação é evitar o contacto direto do corpo pesado com as superfícies da preparação, o que pode produzir rugosidade na superfície fundida. O material de corpo pesado também conduz o material de corpo leve para os sulcos gengivais e detalhes de proporção sem a utilização de uma seringa, embora por vezes seja utilizada uma seringa para injetar o corpo leve em porções cegas da separação.

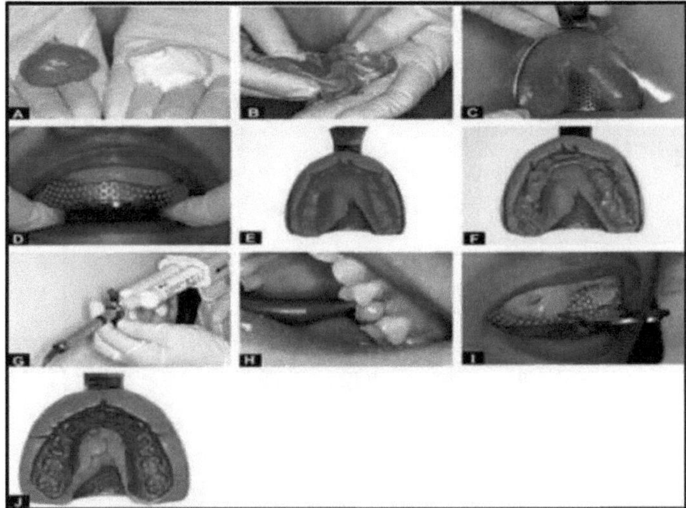

Fig. 10.3 Passos da técnica de moldagem de fase dupla

Vantagens:
1. É necessário menos material de impressão do que com a técnica da moldeira.
2. A esterilização não é um problema, uma vez que o tabuleiro é utilizado apenas para um doente.
3. Uma espessura uniforme do material de impressão minimiza a distorção devida

72

à contração desigual da polimerização.

4. O paciente sentir-se-á mais confortável com esta técnica.

Desvantagens:

1. A construção do tabuleiro personalizado é um processo moroso.

2. O tabuleiro deve ser construído 24 horas antes da utilização para minimizar a distorção.

3. O monómero residual da bandeja especial pode causar irritação nos tecidos de alguns pacientes.

III. Impressão monofásica[53]

Os procedimentos para a moldagem monofásica são os mesmos que para a moldagem de fase dupla, exceto que o material de média viscosidade é utilizado como material da moldeira e como material da seringa.

É utilizado um material de impressão elastomérico de viscosidade média (corpo normal) numa moldeira personalizada com espaçador de 3 mm. A reprodução da superfície pode não ser tão boa como a do material de corpo ligeiro nesta técnica. Além disso, o material de viscosidade média apresentará uma maior quantidade de contração de polimerização do que os materiais de corpo pesado, devido à menor quantidade de conteúdo de enchimento.

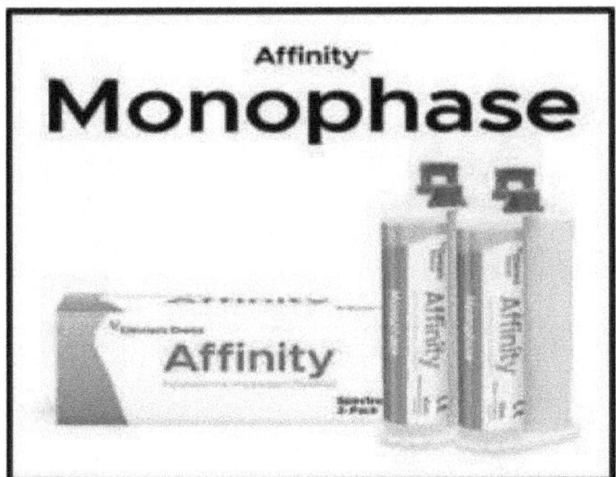

Fig. 10.4 Material de moldagem monofásico

IV. Técnica de laminado de hidrocolóide:

A técnica do laminado hidrocolóide utiliza a combinação de hidrocolóides reversíveis (ágar) e irreversíveis (alginato). O ágar é utilizado sob a forma de material de seringa e é injetado na área a registar, sendo a mistura de alginato refrigerada no tabuleiro de reserva posicionada sobre a mesma.

O alginato gelifica por reação química. Já o ágar gelifica por contacto com o alginato frio, em vez de um tabuleiro com circulação de água. Uma vez que o hidrocolóide em contacto com a superfície do tecido é o ágar, este reproduz o máximo de detalhes da superfície?

A vantagem da técnica do laminado é o facto de ser mais económica do que os materiais de moldagem elastoméricos mais recentes. A reprodução da superfície é mais satisfatória do que com uma impressão utilizando apenas alginato. No entanto, podem ocorrer algumas distorções à medida que o ágar gelifica a partir da superfície exterior em direção aos dentes preparados, o que pode ser mínimo devido à menor espessura do material de ágar.[57]

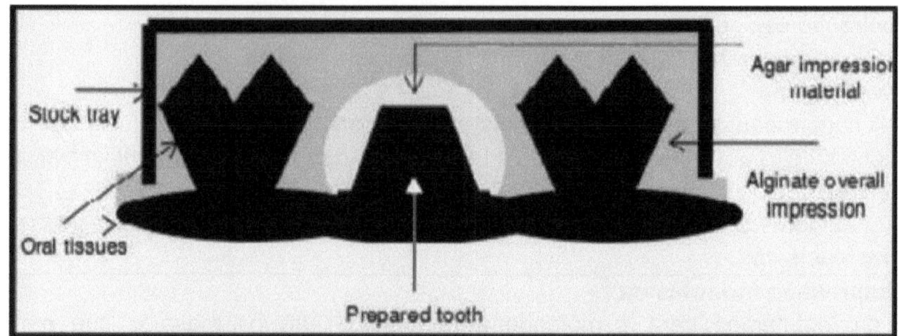

Fig. 10.5 Técnica de laminado

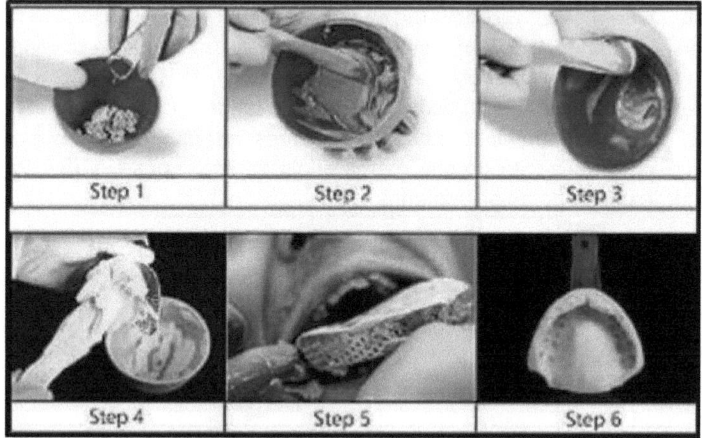

Fig. 10.6 Guia visual da mistura e posicionamento do Alginato

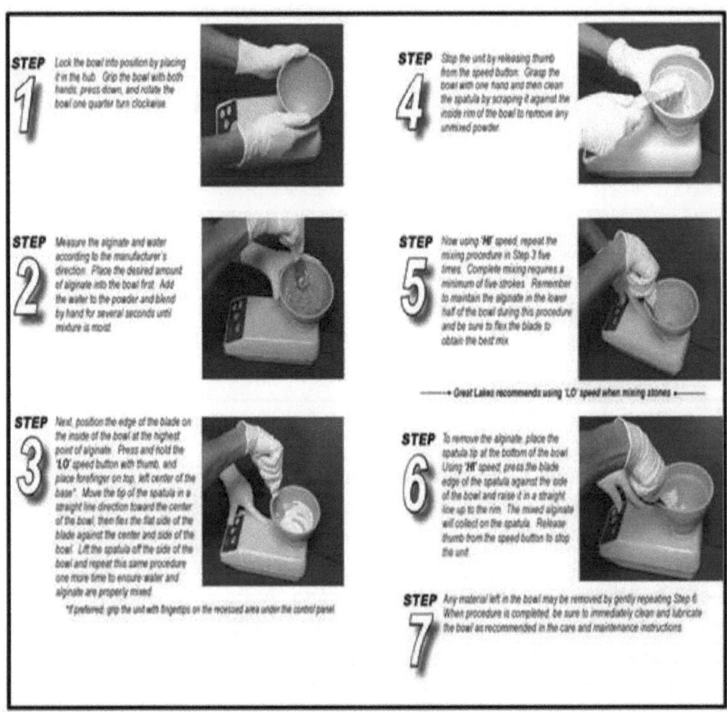

Fig. 10.7 Instruções de utilização do misturador de alginato Great Lakes

V. Técnica de impressão em banda de cobre[58]

A banda de cobre ou o tubo é utilizado para obter uma impressão de vários preparos quando existem apenas margens vagas num ou dois preparos que não são adequadamente reproduzidos na impressão. O estado do doente. A extensão da aberração avaliada, e o julgamento determina se a técnica da banda de cobre poupa tempo ou se é mais apropriado refazer a impressão original.

A impressão da banda de cobre ou do tubo de cobre é efectuada com as seguintes combinações de técnicas.[52]

1. O método original do tubo de cobre e do composto de modelação
2. Uma variedade de combinações de tubos de cobre e elastómeros
3. Coifas de resina e elastómero
4. Coroas de policarbonato e elastómeros
5. Coroas de resina (provisórias) ou próteses parciais fixas com elastómeros

Todas as técnicas acima mencionadas utilizam um suporte rígido para o material de impressão e o suporte torna-se normalmente a parte da impressão.

O registo da linha de chegada é inicialmente conseguido no suporte. O deslocamento da gengiva é normalmente efectuado à medida que a modelação

O composto ou elastómero é aplicado no sulco.

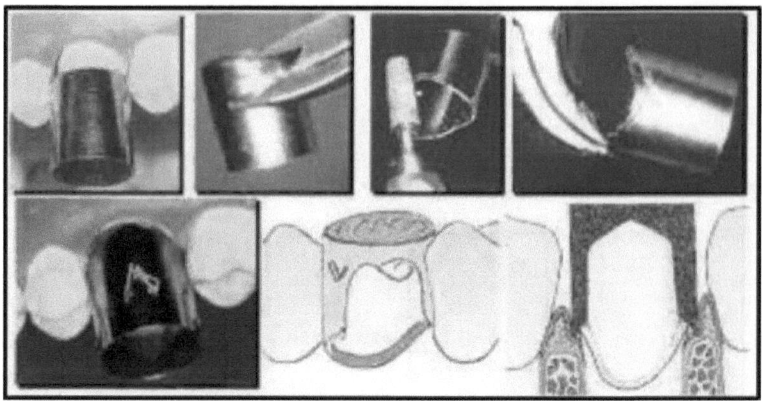
Fig. 10.8 Técnica de impressão de banda de cobre

VI. Impressão com talas adaptadas a vácuo:

Antony LaForgia (1976) apresentou um procedimento simplificado para efetuar impressões de pilares múltiplos, utilizando um material de esplintagem temporário adaptado a vácuo como molde de moldagem. Nesta técnica, é fabricada uma moldeira com material de esplintagem temporário. Após a conclusão da preparação dos dentes, a resina de polimerização a frio é misturada e inserida na moldeira para preencher o espaço criado pelas preparações e os espaços edêntulos.

A moldeira carregada de resina é então assente na arcada e o acrílico de polimerização a frio é deixado polimerizar. A superfície interna da moldeira é aliviada, exceto um batente que é retido na área oclusal. Aplica-se um adesivo mais fino à base de borracha em todas as superfícies da moldeira e deixa-se secar. A moldeira é então carregada com material de impressão de base de borracha de corpo pesado e é efectuada uma impressão primária.[52]

Todas as superfícies internas são aliviadas para a moldagem final e são efectuadas perfurações nas superfícies oclusais e incisais para proporcionar aberturas de saída para o material de moldagem. A moldeira é preenchida com uma mistura de partes iguais de materiais de moldagem de base de borracha de corpo ligeiro e de corpo normal, por meio de uma seringa ou espátula, e colocada em posição nos pilares da boca. Depois de o material endurecer, é efectuada uma moldagem geral numa moldeira de stock de grandes dimensões ou numa moldeira individual de resina acrílica utilizando material de moldagem de base de borracha de corpo normal.

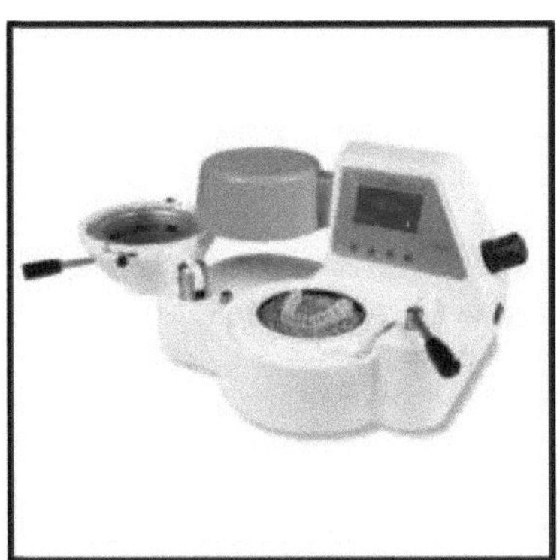

Fig. 10.9 Impressão de talas adaptadas a vácuo

VII. Moldagem com coroas pré-moldadas[58]

M R Dimashkieh & Steven M Morgano (1995) desenvolveram um procedimento em que são utilizadas coroas provisórias pré-fabricadas para cada preparação dentária e é feita uma moldagem final com uma moldeira.

1. Selecionar uma coroa de policarbonato pré-formada (Ion Polycarbonate Temporary Crowns, Dental Products/3M, St. Paul, Minn.) e ajuste a margem gengival para se estender ligeiramente até à linha de acabamento da preparação. A coroa deve encaixar livremente sobre o dente. Ajuste os contactos proximais para evitar a fixação em dentes contíguos. Não remover a patilha.

2. Revestir as superfícies internas e externas da coroa provisória com o adesivo recomendado pelo fabricante para o material de moldagem planeado.

3. Misture um material de impressão elastomérico de corpo normal e preencha a coroa provisória. Evitar o aprisionamento de ar quando a coroa é preenchida.

4. Assente a coroa no dente preparado até cobrir a linha de acabamento e deixe o material assentar.

5. Por fim, efetuar uma moldagem de recolha utilizando material de moldagem de corpo normal numa moldeira de arcada completa.

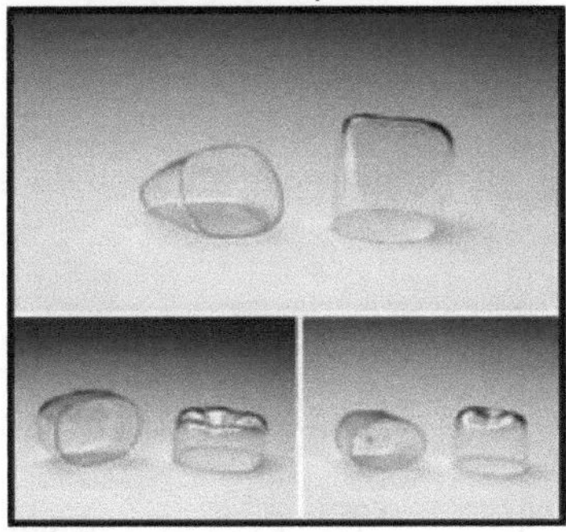

Fig. 10.10 Conchas de coroa

VIII. Técnica de moldagem de arco duplo: [59]

O registo simultâneo da(s) preparação(ões) dentária(s), dos dentes antagonistas opostos e da relação inter-oclusal da dentição oposta relativa numa única impressão para o fabrico de uma ou duas restaurações indirectas foi introduzido pela primeira vez por **Wilson & Werrin em 1983.**

A Werrin concebeu a moldeira de arco duplo em 1979 e registou o desenho em 1980. A moldeira é constituída por uma estrutura de plástico com um crivo de plástico e uma pega. A moldeira deve ser primeiro experimentada no paciente para que este possa aproximar os seus dentes após a colocação da moldeira. A barra transversal da moldeira deve ficar distal ao último dente da arcada.

Técnica:

1. O material da seringa é injetado na área a registar.
2. O material de alta viscosidade é misturado e colocado em excesso em ambos os arcos.
3. A moldeira é colocada entre as arcadas.
4. Pede-se ao doente para ocluir (morder) lentamente.
5. Depois de efetuar a impressão, o paciente é instruído a abrir a boca lentamente.
6. Quando o paciente abre a boca, a moldeira adere a uma arcada.
7. Deve ser aplicada pressão bilateral (direita e esquerda) para remover o tabuleiro, uma vez que ajuda a minimizar a distorção.
8. A pedra de moldagem é vertida na impressão da preparação do dente.
9. As impressões são encaixotadas e são vazados os moldes de ambos os arcos.
10. A articulação deve ser efectuada num articulador de dobradiça com um pino incisal para manter a dimensão vertical.

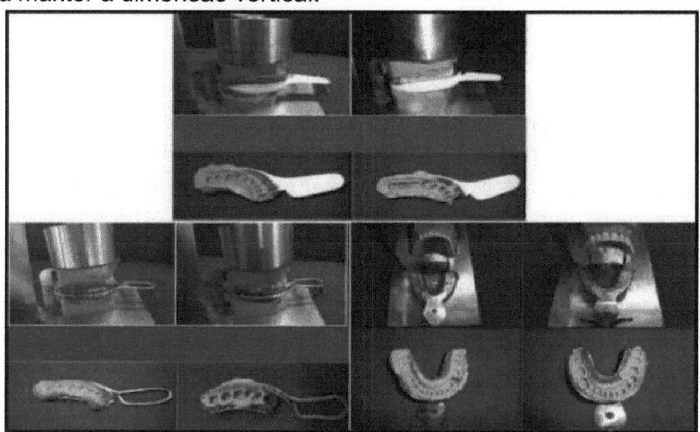

Fig. 10.11 Impressão de arco duplo

Vantagens

1. É necessário menos material de impressão, uma vez que apenas uma parte da arcada é registada.
2. O tempo gasto é menor, uma vez que ambos os arcos são registados simultaneamente.
3. A posição máxima de intercuspidação pode ser registada com maior precisão, uma vez que é registada durante a função.

Desvantagens

1. A distorção é possível porque o tabuleiro não é rígido
2. Não pode ser utilizada para mais de uma fundição por quadrante.

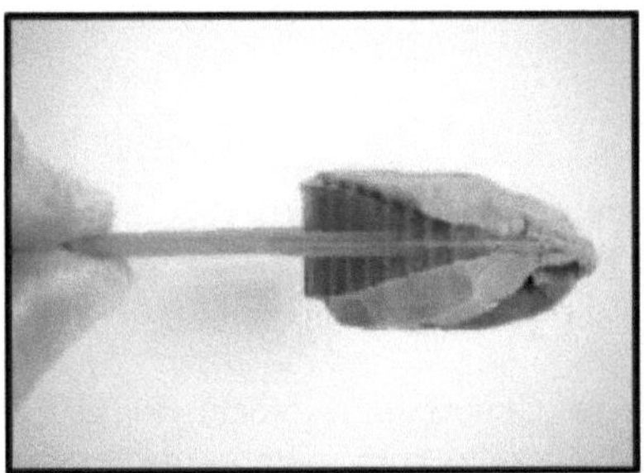

Fig. 10.12 Impressão de arco duplo

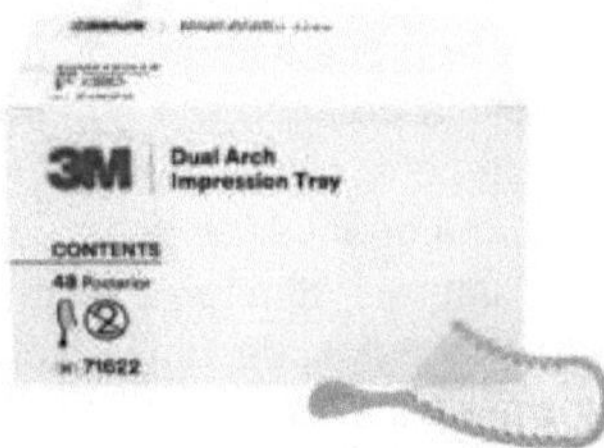

Fig. 10.13 Moldeira de impressão de arco duplo

CAPÍTULO 10

Impressão de mordida de controlo funcional:

Edwin H Getz (1971) descreveu um procedimento para combinar a impressão funcional com a impressão da mordida de controlo, de modo a beneficiar do melhor de cada uma

O molde convencional de Checkbite é efectuado utilizando uma moldeira de impressão unilateral de Checkbite com material de impressão de corpo médio à base de borracha. Mas uma impressão Checkbite funcional é efectuada após o fabrico de uma prótese parcial fixa provisória de resina acrílica. É preferível aguardar alguns dias entre a preparação e os procedimentos de moldagem.

A restauração provisória é removida da boca e a superfície oclusal é reduzida para permitir a adição de 1 a 2 mm de cera. Em seguida, o registo da relação cêntrica é primeiro bem estabelecido com uma quantidade generosa de cera.

Em seguida, os movimentos laterais direito e esquerdo são cuidadosamente adicionados, um de cada vez, seguidos de uma verificação final da posição da relação cêntrica.

Quando terminado, o registo de mastigação feito na restauração temporária reduzida deve reproduzir, em contornos suaves, a folga para as cúspides dos dentes opostos em todos os seus movimentos funcionais. Em seguida, os dentes opostos utilizados no desenvolvimento do registo de mastigação em cera são secos e pintados com uma folha de celofane fina e húmida, e o paciente é instruído para fechar os maxilares em posição cêntrica.

O acrílico forma uma impressão exacta ou um índice da mastigação. Em seguida, a restauração provisória com o registo de mastigação anexado é removida da boca. O procedimento de retração gengival é realizado. O índice acrílico que adere aos dentes opostos não é perturbado. Quando a deslocação gengival é alcançada, a seringa e a moldeira são preenchidas com material de impressão à base de borracha.

O fio de retração é removido e o material da seringa é injetado à volta dos dentes preparados, a moldeira é colocada e pede-se ao paciente para morder em posição cêntrica.

Agora, a impressão completa contém a impressão das preparações do pilar e dos rebordos edêntulos num lado e uma impressão do índice funcional no outro lado.[60]

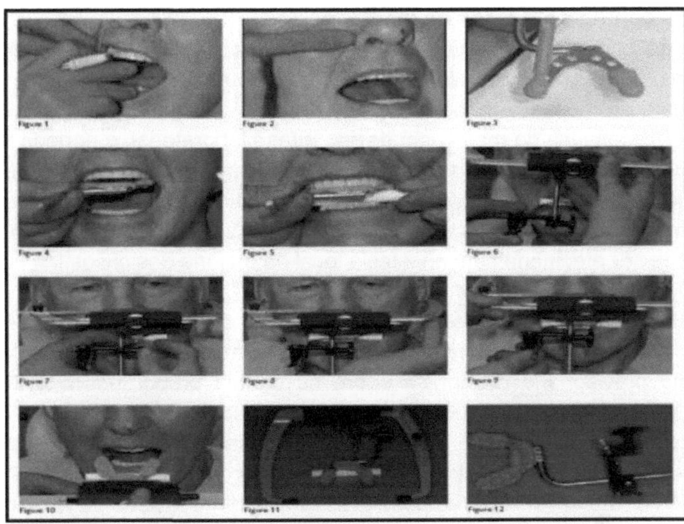

Fig. 11.1 Técnica de moldagem da mordida de controlo funcional

Sistema de moldagem Matrix

O sistema de moldagem por matriz utiliza três materiais de moldagem:

1. Um material elastomérico semirrígido adequado necessário para formar a matriz

2. Um material de impressão elastomérico de alta viscosidade, que se ligará de preferência ao material de formação da matriz, e uma moldeira com um material de impressão elastomérico de média viscosidade para recolher a impressão da matriz e a

arco restante não coberto pela matriz.

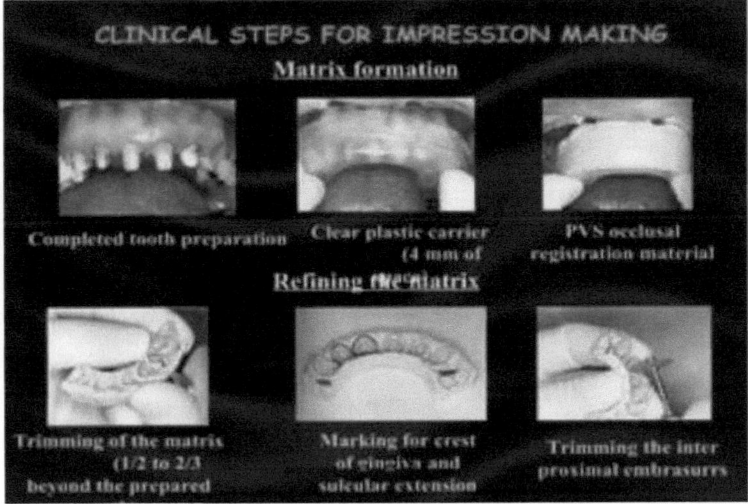

Fig. 11.2 Técnica de impressão matricial

Técnica de coping de moldes de fundição

A técnica de coifa de moldagem com gesso permite a utilização de moldeiras de reserva sem consequências graves, mesmo quando não se prefere uma moldagem com lavagem de massa. Embora a técnica de coifa de moldagem com gesso exija uma segunda consulta de moldagem devido à fase laboratorial, o período de espera resulta em tecidos periodontais mais saudáveis e em melhores moldagens. Além disso, esta técnica elimina a necessidade de deslocação gengival; resulta num melhor ambiente de moldagem e não resulta em sensibilidade pós-operatória. A técnica pode ser efectuada sem anestesia local na maioria dos casos.

Técnica:

Após a conclusão da preparação dos dentes, é efectuada uma impressão em alginato. A impressão é imediatamente vazada com uma pedra de moldagem. A restauração provisória é cimentada sobre os dentes preparados e o paciente é chamado para outra consulta para efetuar a impressão final.

Os moldes são preparados e revestidos com várias camadas de espaçador de moldes, de modo a que os copings tenham um espaço de, pelo menos, 0,7 mm para o material de moldagem de corpos leves. Para além disso, pode ser utilizado material de bloqueio sob as áreas da margem, de modo a que a fundição possa ser de aproximadamente 1,0 mm para além da margem, de modo a não envolver quaisquer cortes inferiores. É aconselhável marcar a superfície vestibular de cada coifa, para que possam ser orientadas corretamente durante o procedimento de moldagem.[60] As superfícies internas das coifas podem ser desbastadas com um diamante grosso. O jato de areia, os orifícios preparados com uma broca redonda ou os adesivos adequados também podem ser utilizados para fixar o material de impressão dentro da coifa. É sugerido um material de poliéter, uma vez que é suficientemente preciso para a lavagem e suficientemente forte para a fase de recolha.

Na consulta de impressão final, todos os provisórios são removidos e todo o cimento e outras partículas são removidos dos pilares. As coifas de gesso limpas são testadas para garantir o ajuste correto e a cobertura da preparação.

As coifas fundidas são preenchidas com material de moldagem de corpo leve utilizando uma seringa de moldagem e colocadas cuidadosamente em cada dente preparado. É preferível manter as coifas ligeiramente mal preenchidas para melhorar a visibilidade. Em seguida, uma moldeira é preenchida com material de moldagem de corpo duro e posicionada na arcada.

Após a fixação completa dos materiais de moldagem, a moldeira é removida de forma rápida e os provisórios são colocados. A impressão é vazada com uma pedra de moldagem e é efectuado um procedimento laboratorial adicional para fabricar as restaurações.

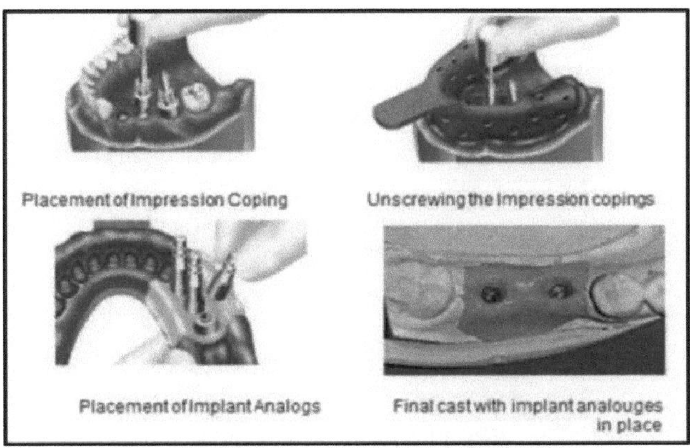

Fig. 11.3 Impressão de tabuleiro aberto

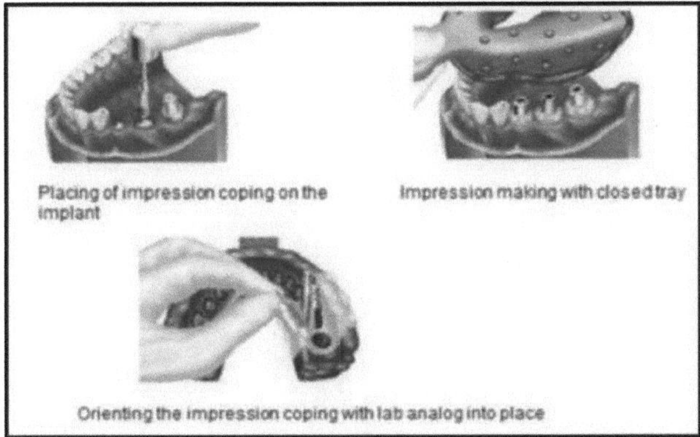

Fig. 11.4 Impressão em moldeira fechada

Impressão digital[60]

Com as técnicas de desenho assistido por computador e fabrico assistido por computador (CAD/CAM) a serem aplicadas no campo da prótese dentária, foi apresentado um conceito de impressões digitais intra-orais no início da década de 1980. Este conceito atraiu a atenção dos dentistas e foi utilizado para o fabrico de próteses dentárias numa série de casos. Espera-se que esta nova técnica de impressão digital traga uma digitalização absoluta ao modo de prótese dentária.

Os sistemas CAD/CAM são compostos por três partes principais:

1. Uma unidade de aquisição de dados, que recolhe os dados da região dos dentes preparados e das estruturas vizinhas e depois os converte em impressões virtuais (neste momento é criada uma impressão ótica direta ou indiretamente).

2. Software para a conceção de restaurações virtuais ancoradas em impressões virtuais e para a configuração de todos os parâmetros de fresagem.

3. Um dispositivo de fresagem computorizado para fabricar a restauração com blocos sólidos do material de restauração escolhido.

Os principais sistemas de impressão digital disponíveis no mercado incluem o CEREC, o sistema Lava C.O.S., o iTero, o E4D e o TRIOS. Estes sistemas variam entre si em termos de várias características, como o princípio de funcionamento, a fonte de luz, a necessidade de pulverização de pó, o processo operatório e o formato do ficheiro de saída.

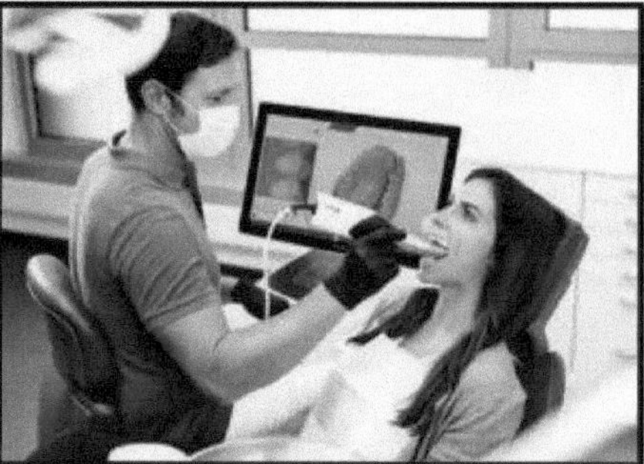

Fig. 11.5 Impressão digital

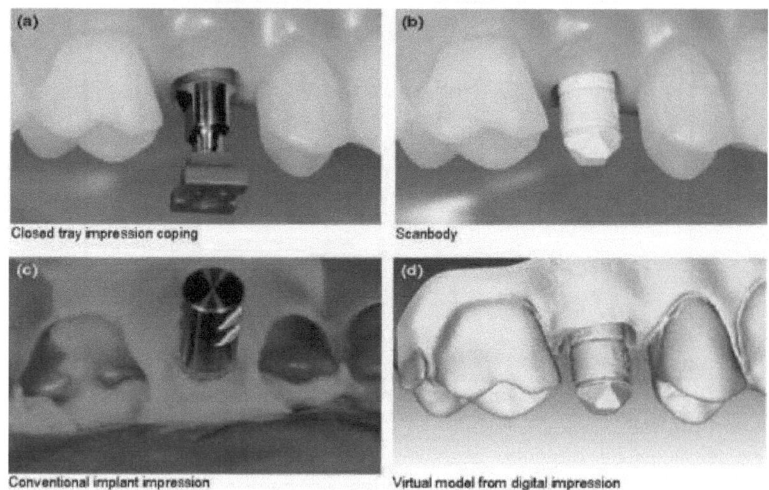

Fig. 11.6 Moldeira fechada Impressão digital

CAPÍTULO 11

Desinfeção da impressão[61]

De acordo com o material de impressão: Recomendado pela ADA (American Dental Association)

Type of DISINFECTION	Disinfection	Percentage	Commercial Name	Impression material	Time of exposure
High level Disinfection	Gluteroldehyde	2%	Cidex	Alginate	10 min
				Zinc oxide eugenol	10 min
				Elastomeric impression materials	10 min
Intermediate level Disinfection	Sodium hypochlorite	0.5%	Clorox	Alginate	10 min
	Chlorhexidine	2%	Savlon	Zinc oxide eugenol	10 min
	Alcohols	90%	Isopropyl alcohol	Elastomeric impression materials	10 min
	Phenols	1-3%	Dettol	Impression Compound	10 min
	Complex iodophors	1-2%	Betadine		

Conclusão

No contexto da medicina dentária restauradora, o deslocamento gengival refere-se a vários procedimentos manipulativos empregues para deslocar o tecido gengival do local real ou proposto da linha de chegada preparada. Para que o dente restaurado e o tecido periodontal circundante sobrevivam em boa saúde, a gestão adequada do tecido gengival antes, durante e após o fabrico de uma restauração torna-se uma questão de importância vital. Têm sido defendidos vários métodos e técnicas para a deslocação gengival. Estes podem ser classificados em: métodos mecânicos, mecânico-químicos e cirúrgicos.

Recentemente, estão a ser utilizados muitos métodos e técnicas mais recentes para o deslocamento gengival, como o expasyl, a espuma mágica, as pastas de retração gingitrac e as tiras de retração merocel, que têm mostrado resultados promissores.

Por outro lado, a transferência exacta da geometria dos tecidos duros do paciente para o molde de trabalho através da impressão é crucial para obter uma restauração com um ajuste marginal preciso.

A técnica indireta para o fabrico de inlays, onlays, coroas e próteses parciais fixas tem sido uma bênção para a prática dentária. Não é possível nem desejável fazer moldes para próteses parciais fixas diretamente na boca. Por conseguinte, é necessário obter um molde ou modelo dos tecidos, que deve ser uma réplica exacta do dente preparado na boca.

Para um dentista, é muito importante selecionar uma técnica de moldagem adequada utilizando materiais apropriados para obter um modelo tão exato quanto possível. Por conseguinte, é importante conhecer as propriedades dos vários materiais de moldagem e o seu efeito quando utilizados com diferentes técnicas de moldagem. Isto ajudará a selecionar uma técnica que proporcione o máximo de benefícios dentro dos materiais e técnicas disponíveis.

Existem várias técnicas de impressão desenvolvidas para produzir duplicados tão exactos quanto possível. A exatidão de uma impressão depende dos materiais utilizados para a realização da impressão, bem como das técnicas. Cada técnica tem as suas próprias vantagens e desvantagens.

Estão a ser realizados muitos estudos para desenvolver técnicas mais precisas com várias combinações de materiais. Mas a técnica que dá 100% de exatidão ainda não foi desenvolvida.

Vários sistemas de retração de tecidos moles e técnicas de moldagem mais recentes e a sua aplicação clínica foram explicados nesta dissertação da biblioteca com base nas suas vantagens, desvantagens e precisão, etc.

Nesta dissertação da biblioteca concluímos, finalmente, que uma análise cuidadosa das vantagens e desvantagens das actuais técnicas de deslocação deve ser realizada antes dos procedimentos de impressão. Cada tipo de deslocamento parece possuir características desejáveis. É imperativo adequar as características positivas a um desafio particular apresentado por cada paciente, condição clínica e dente específico, e há muitos estudos a serem realizados para desenvolver técnicas mais precisas com várias combinações de materiais. Mas a técnica que dá 100% de precisão ainda não foi desenvolvida.

Bibliografia

1. Textbook of Clinical Periodontology, NEWMAN TAKEI KLOKKEVOLD CARRANZA, 10th edition.

2. Savadi A, Rangarajan V, Savadi RC, Satheesh P. Perspectivas biológicas no tratamento restaurador. *O Jornal da Sociedade Indiana de Dentisteria Protética*. 2011 Sep;11:143-8.

3. Sampath P, Varma L, Varma M, Shabu A. Avanços recentes na gestão do tecido gengival em dentisteria de restauração. *Jornal Indiano de Ciências Dentárias*. 2019 Oct 1;11(4):185.

4. Ngo TD, Kashani A, Imbalzano G, Nguyen KT, Hui D. Fabrico de aditivos (impressão 3D): Uma revisão dos materiais, métodos, aplicações e desafios. Compósitos Parte B: Engenharia. 2018 Jun 15;143:172-96.

5. Wostmann B, Rehmann P, Trost D, Balkenhol M. Efeito de diferentes técnicas de retração e moldagem na adaptação marginal de coroas. *Jornal de Medicina Dentária*. 2008 Jul 1;36(7):508-12.

6. Jamir Y, Rao D, Panwar S, Samaddar K, RV R. *Isolamento em dentisteria pediátrica*: Avanços recentes.

7. Ireland R, editor. *Um dicionário de medicina dentária*. OUP Oxford; 2010 Mar 25.

8. Hill EE, Rubel BS. Do dental educators need to improve their approach to teaching rubber dam use? *Journal of Dental education*. 2008 Oct;72(10):1177-81.

9. Cajazeira MR, De Saboia TM, Maia LC. Influência da técnica de isolamento do campo operatório em restaurações dentárias diretas coloridas. *American Journal of dentistry*. 2014 Jun 1;27(3):155-9.

10. Kannan A, Venugopalan S. Uma revisão sistemática sobre o efeito da utilização de cordões de retração impregnados na gengiva. *Jornal de Investigação de Farmácia e Tecnologia*. 2018;11(5):2121-6.

11. Milanovic M, Dimitrijevic M, Juloski J, Juloski J. Isolamento com dique de borracha: conhecimentos, formação e atitudes dos estudantes do último ano de medicina dentária. *Vojnosanitetski pregled*. 2022 Dec 2;79(10).

12. Bhuva B, San Chong B, Patel S. Dique de borracha na prática clínica. *Endodontic Practice Today*. 2008 Jun 1;2(2).

13. Ahmed HM, Cohen S, Levy G, Steier L, Bukiet F. Aplicação do dique de borracha na prática endodôntica: uma atualização sobre dilemas educacionais e éticos críticos. *Jornal dentário australiano*. 2014 Dec;59(4):457-63.

14. Goldfein J, Speirs C, Finkelman M, Amato R. A utilização do dique de borracha durante a colocação do pilar influencia o sucesso dos dentes tratados com canais radiculares. *Journal of Endodontics*. 2013 Dec 1;39(12):1481-4.

15. Rau PJ, Pioch T, Staehle HJ, Dorfer CE. Influência do dique de borracha na força de contacto proximal. *Dentisteria operatória*. 2006 Feb 1;31(2):171-5.

16. Wong MC, Zou J, Zhou X, Li C, Wang Y. Isolamento de dique de borracha para tratamento restaurador em pacientes dentários. *Base de dados Cochrane de revisões sistemáticas*. 2021(5).

17. Malone WFP, Koth DL. Tylman's theory and practice of fixed prosthodontics (Teoria e prática de prótese fixa de Tylman). Edição de St. All India Publishers and

Distributors. 1997: pp.229-236.

18. Shillinburg HT, Hobo S, Whitsett LD, Jocobi R, Brackett SE. Fundamentos da prostodontia fixa. 3ª edição: pp.257-279.

19. Marzouk MA, Simonton AL, Gross AL, Gross RD. *Teoria e prática moderna da medicina dentária operatória*: pp.345-348.

20. Gilmore W.H.: *Operative Dentistry*. 44ª edição: pp.268-274.

21. Sharma A, Rahul GR, Gupta B, Hafeez M. Largura biológica: zona de não violação. *Jornal Europeu de Medicina Dentária Geral*. 2012 Sep;1(03):137-41.

22. Klug RG. Regeneração do tecido gengival após retração eléctrica. *J Prosthet Dent* 1966; 16:955-962.

23. Charbenaeu GT. Princípios e prática da medicina dentária operatória. 3ª edição: pp.201-203

24. D'Mello W, Aras M, Singh RK, Chitre V. Cordões de retração gengival - O seu papel na deslocação dos tecidos: Uma revisão. J Indian Prosthodont Soc 2003;3 (2): 16-19.

25. Land MF, Rosensteil SF, Sandrik JL. Perturbação da camada de esfregaço dentário por agentes hemostáticos ácidos. J Prosthet Dent 1994; 72:4-7.

26. Shaw DH, Krejci RF. Preferência de retração gengival dos dentistas na prática geral. Quintessência Em 1986;17(5):277-280.

27. Donovan TE, Gandara BK, Nemetz H. Revisão e pesquisa de medicamentos utilizados com cordões de retração gengival. J Prosthod dent 1985; 53:525-531.

28. Rosenstiel SF, Land MF, Fujimoto J. Contemporary fixed Prosthodontics. 3ª edição: pp.356-360 & 4ª edição: pp. 434-440.

29. Bowles WH, Tardy SJ, Vahadi A. Avaliação de novos agentes de retração gengival. J Dentistry 1991;70:1447-1449.

30. Bennani V, Schwass D, Chandler N. Técnicas de retração gengival para implantes versus dentes:

31. Situação atual. J Am Dent Assoc 2008;139:1354-1363.

32. Sabbak SA, MB Hassanin. Um estudo de microscopia eletrónica de varrimento das alterações da superfície dentária induzidas pelo ácido tânico. J Prosthet Dent. 1998;79:169-74.

33. Donovan TE, Chee WWL. Conceitos actuais sobre o deslocamento gengival. DNA 2004;48:433-414.

34. Lylajam S, Prasanth V. Técnicas de retração gengival - Um pré-requisito na prótese fixa:

35. Uma revisão. Ciências da Saúde 2012;1 (3):1-9.

36. Kamath R, Sarandha DL, Baid GC. Avanços na retração gengival. Revista Internacional de Ciências Clínicas Dentárias. 2011;2(1):64-67.

37. Altamidni. Aza- W7. A Ivacli HA, Said KN. A clinical study on the effects of cordless and 2008;35:1053-1058.

38. Técnicas de preparação convencionais na saúde gengival e periodontal. J Clin Periodonto!

39. Steven Parker. A utilização de lasers em Prostodontia fixa. DNA. 2004; 48:971-998.

40. Darby H, Darby III LH. Retração gengival com banda de cobre para produzir impressões de coroas e pontes sem espaços vazios. The Journal of prosthetic

dentistry. 1973 maio 1;29(5):513-6.

41. Benson BW, Bomberg TJ, Hatch RA, Hoffman Jr W. Métodos de deslocação de tecidos em prótese fixa. The Journal of prosthetic dentistry. 1986 Feb 1;55(2):175-81.

42. Sharma N, Makhija P, Srivastava R, Sharma S. Conceitos recentes sobre retração gengival. restauração. 2014;1:3.

43. Donovan TE, Chee WW. Conceitos actuais sobre o deslocamento gengival. Dental Clinics. 2004 Abr 1;48(2):433-44.

44. Cartaz A. Directrizes para a aquisição, colocação e utilização de Equipamento electrocirúrgico. Dental Clinics of North America. 1982 Oct 1;26(4):699-710.

45. Krejci RF, Kalkwarl KL, Krause-Hohenstein U. Electrosurgery-a biological approach. Jornal de Periodontologia Clínica. 1987 Nov;14(10):557-63.

46. Safari S, Ma VS, Mi VS, Hamedi M. Métodos de retração gengival para o fabrico de próteses parciais fixas: revisão da literatura. Jornal de biomateriais dentários. 2016 Jun;3(2):205.

47. Imashuku Y, Kitagawa H, Mizuno T. Utilidade da Via Aérea Tulipa em Pacientes Idosos Edêntulos. Anesthesia Progress. 2022 Sep 1;69 (3):9-12.

48. Brady WF. Considerações periodontais e de restauração na curetagem gengival rotativa. Journal of the American Dental Association (1939). 1982 Ago 1;105(2):231-6.

49. Ravishankar Y, Harikrishna M, Shameen P, Satyendra T. INTERNATIONAL JOURNAL OF SCIENTIFIC RESEARCH.

50. Sumanth KS, Thumati P, Poovani S. Digital Analysis of Occlusion in Adult Post Orthodontic Subjects Using T-Scan III and BioEMG III-a Pilot Study (Análise digital da oclusão em indivíduos adultos pós-ortodônticos utilizando T-Scan III e BioEMG III - um estudo piloto). Advanced Dental Technologies & Techniques. 2019 Jul 2.

51. Millar B. Como fazer uma boa impressão (coroa e ponte). British dental journal. 2001 Oct;191(7):402-5.

52. Wostmann B, Rehmann P, Trost D, Balkenhol M. Efeito de diferentes técnicas de retração e moldagem na adaptação marginal de coroas. Jornal de Medicina Dentária. 2008 Jul 1;36(7):508-12.

53. Ahlholm P, Sipila K, Vallittu P, Jakonen M, Kotiranta U. Impressões digitais versus convencionais em prótese fixa: uma revisão. Journal of Prosthodontics. 2018 Jan;27(1):35-41.

54. Chochlidakis KM, Papaspyridakos P, Geminiani A, Chen CJ, Feng IJ, Ercoli C. Impressões digitais versus convencionais para a prótese fixa: Uma revisão sistemática e meta-análise. O Jornal de dentisteria protética. 2016 Aug 1;116(2):184-90.

55. Franco EB, da Cunha LF, Herrera FS, Benetti AR. Precisão da técnica de moldagem de dupla mistura em um passo versus dois passos. International Scholarly Research Notices. 2011;2011.

56. Millar B. How to make a good impression (crown and bridge). British dental journal. 2001 Oct;191(7):402-5.

57. Kitamura A, Kawai Y. Investigação básica da técnica de moldagem com alginato laminado: Tempo de presa, deformação permanente, deformação elástica,

consistência e testes de resistência à tração. Journal of Prosthodontic Research. 2015;59(1):49-54.

58. Rudd KD, Dimashkieh MR, Morgano SM. Um procedimento para efetuar impressões protéticas fixas com a utilização de coroas pré-formadas. The Journal of Prosthetic Dentistry. 1995 Jan 1;73(1):95-6.

59. Kaplowitz GJ. Resolução de problemas de impressões de arcada dupla. O Jornal da Associação Dentária Americana. 1996 Feb 1;127(2):234-40.

60. Cicciu M, Fiorillo L, D'Amico C, Gambino D, Amantia EM, Laino L, Crimi S, Campagna P, Bianchi A, Herford AS, Cervino G. 3D digital impression systems compared with traditional techniques in dentistry: Uma revisão sistemática de dados recentes. Materials. 2020 Abr 23;13(8):1982.

61. Chidambaranathan AS, Balasubramanium M. Revisão abrangente e comparação das técnicas de desinfeção atualmente disponíveis na literatura. Journal of Prosthodontics. 2019 Feb;28(2):e849-56.

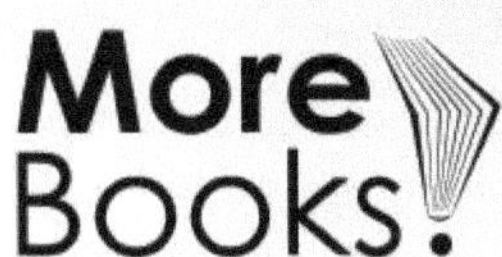
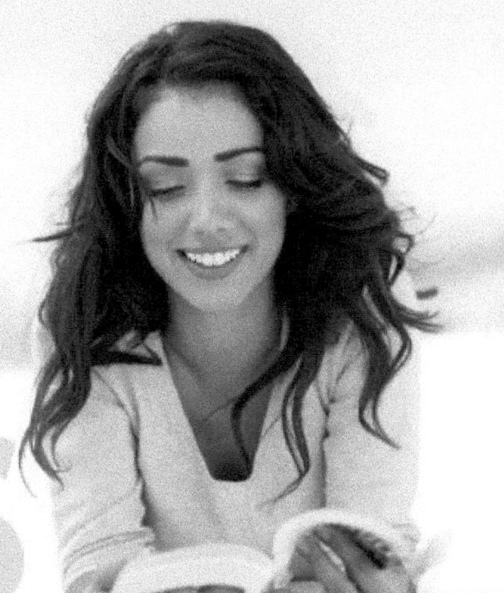

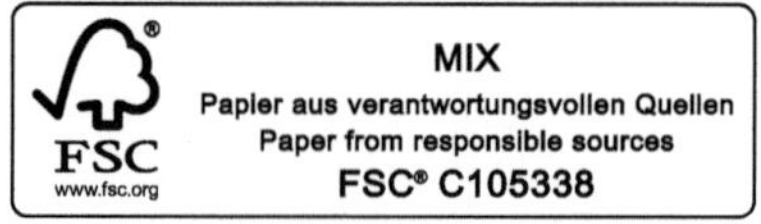

Printed by Books on Demand GmbH, Norderstedt / Germany